Univ.-Prof. Dr. Karl Pummer

# Alles über die Prostata



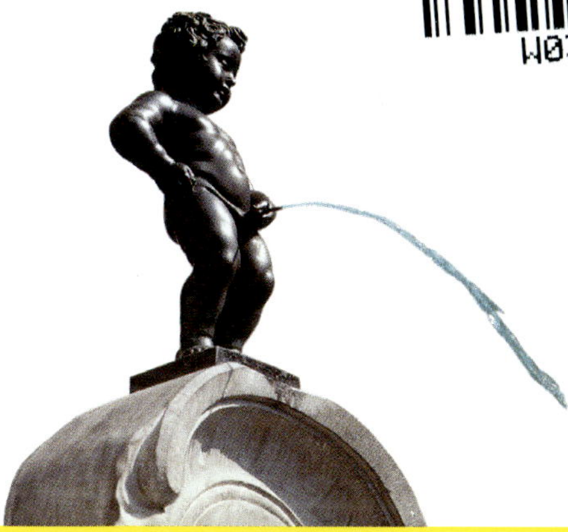

Prostatavergrößerung · Miktionsstörungen · Krebs
Naturheilmittel · Ernährung · Operationen

KNEIPP
VERLAG

## Widmung

*Ich widme dieses Buch*
*meiner geliebten Frau für ihr Verständnis,*
*meinen Eltern für die sorgenfreie Kindheit und Ausbildung,*
*meinen Freunden für ihre Toleranz,*
*meinen beruflichen Lehrern und Vorbildern für ihre Geduld,*
*und all meinen Patienten,*
*von denen viele zu Freunden wurden.*

ISBN 3-901794-88-3


Autor: Univ.-Prof. Dr. Karl Pummer, Universitätsklinik für Urologie, Auenbruggerplatz 7, A-803
Titelbild: Kneipp-Verlag.
Layout, Fotosatz, technische Bearbeitung: Verlag des Österreichischen Kneippbundes Ges.m.b.
Druck: Druckerei Theiss GmbH., A-9431 St. Stefan.

1. Auflage Leoben, Mai 2002

# Inhalt

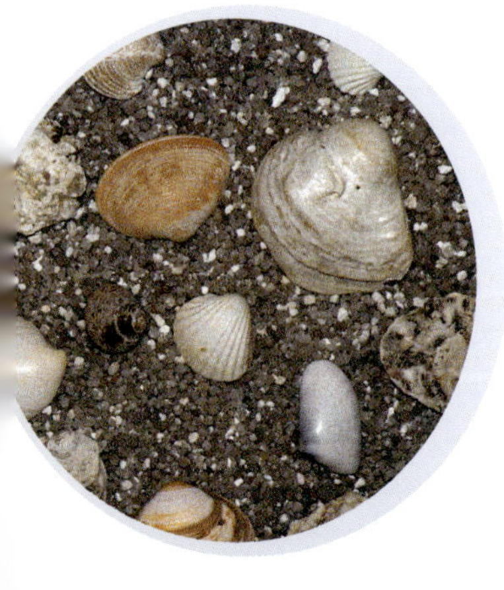

# Einleitung

Aller Wahrscheinlichkeit nach wird die Prostata während des Großteils des Lebens keinerlei Beschwerden bereiten und viele Männer sind sich der Existenz dieses Organs überhaupt nicht bewusst. Beginnend mit dem 40. Lebensjahr aber und ganz besonders ab dem 60. Lebensjahr kann die Prostata allerdings der Ausgangspunkt mehrerer Probleme werden. Die gutartige Vergrößerung (BPH) oder die Prostatitis (Entzündung der Prostata) können störende bis vielleicht quälende Beschwerden beim Harnlassen bereiten. Der Prostatakrebs kann hingegen oft jahrelang symptomlos bleiben, bei zu später Diagnose aber tödlich verlaufen.

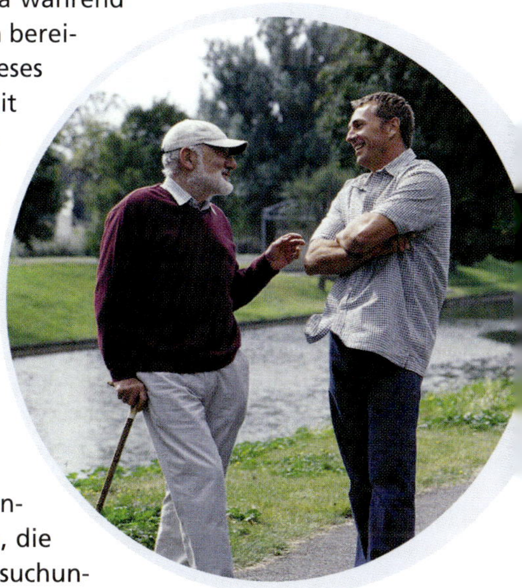

Dieser Ratgeber soll helfen, oft über Jahre hinweg sich entwickelnde Symptome zu erkennen, die unbegründete Angst vor notwendigen Untersuchungen zu nehmen, Hinweise auf nützliche und schädliche Ernährungs- und Lebensgewohnheiten zu geben, sowie die modernen diagnostischen und therapeutischen Methoden zu erläutern.

**Jeder Mann sollte über die Prostata Bescheid wissen!**

Wenn Sie ein Mann jenseits des 40. Lebensjahres sind, kann Ihnen dieser Ratgeber helfen, Ihre Lebensqualität zu verbessern; unter bestimmten Voraussetzungen kann er sogar Ihr Leben retten.

# Was ist eigentlich die Prostata, wo liegt sie und wozu dient sie?

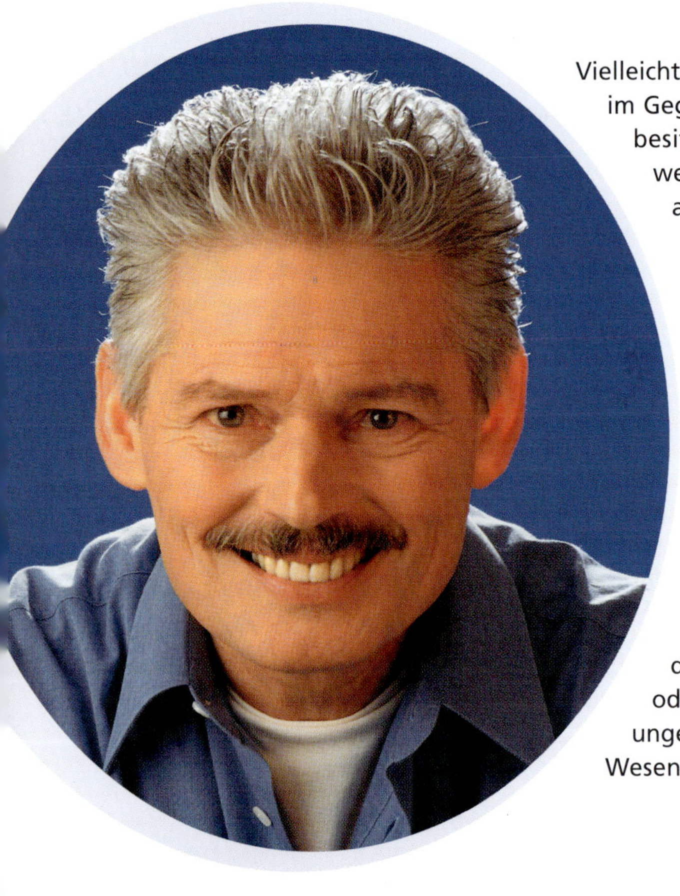

Vielleicht wissen viele Männer, dass sie – im Gegensatz zur Frau – eine Prostata besitzen, sicher wissen aber nur wenige, wo die Drüse liegt, wie sie aufgebaut ist und welche Funktion sie hat.

Die Prostata, zu deutsch Vorsteherdrüse, bildet den Knotenpunkt zwischen Harn- und Samenfluss. Bei neugeborenen Knaben ist die Prostata kaum erbsgroß und reift dann bis zum Abschluss der Pubertät unter Einfluss des männlichen Geschlechtshormons (Testosteron) zur vollen Größe heran. Sie erreicht dabei die Größe einer Kastanie oder Walnuss, hat ein Gewicht von ungefähr 20 Gramm und besteht im Wesentlichen aus einer Außenzone und einer Innenzone. Erst dann kann sie die Samenflüssigkeit bilden. Es handelt sich dabei um ein Sekret, das für das Überleben und die Beweglichkeit der Samenzellen wichtig ist.

Mit zunehmendem Alter, ab dem 45. bis 50. Lebensjahr, kommt es häufig zu einem neuerlichen aber unerwünschten Wachstum der Innenzone. Dabei wird die Außenzone zusammengedrängt und bildet die »chirurgische Kapsel«. Diese zweite Wachstumsphase kann wegen der anatomischen Lage der Prostata mitunter erhebliche Probleme und massive Beschwerden beim Wasserlassen verursachen.

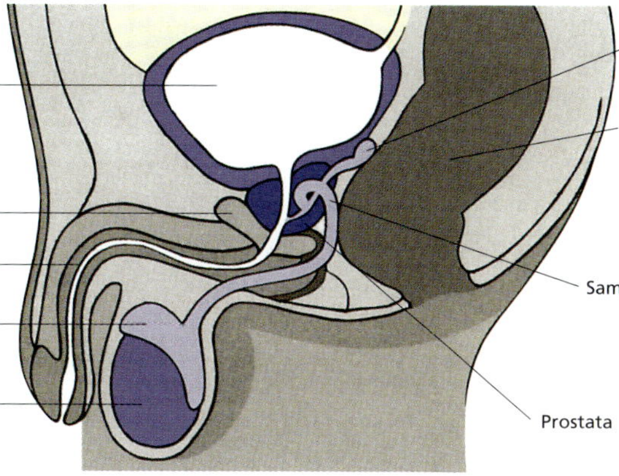


Die Prostata liegt direkt unterhalb der Harnblase und sitzt am Beckenboden auf. Mit ihrer Hinterfläche grenzt sie an die Vorderseite des Mastdarms (Rektum), von wo sie auch ertastet werden kann (rektale Untersuchung). Die Harnröhre (Urethra), welche den Urin von der Harnblase durch den Penis nach außen leitet, führt mitten durch die Prostata hindurch und heißt in diesem Abschnitt prostatische Harnröhre. Im Winkel zwischen Prostata, Harnblase und Mastdarm liegen beidseits die Bläschendrüsen (Samenblasen), die den Samen zwischenlagern und deren Ausführungsgänge in die prostatische Harnröhre münden.

**Ab dem 45. Lebensjahr kommt es zum unerwünschten Wachstum der Prostata.**

Die Prostata besteht größtenteils aus Drüsengewebe (zur Produktion des Prostatasekrets) und Bindegewebe mit Muskelfasern. Diese Muskelfasern können nicht willkürlich bewegt werden. Sie bewirken durch Zusammenziehen (Kontraktion) beim Orgasmus ein blitzartiges Ausstoßen des Samens (Ejakulation) und verhindern gleichzeitig durch Verschluss der Harnblase ein Vermischen von Harn und Samenflüssigkeit.

**Die Prostata unterliegt einer hormonellen Steuerung.**

Das Drüsengewebe der Prostata produziert das leicht saure Sekret, das Kalium, Natrium, Magnesium, Zink, Zitronensäure und verschiedene Eiweißstoffe enthält. Der wichtigste dieser Eiweißstoffe ist das Prostata spezifische Antigen (PSA), welches besonders bei der Diagnose bösartiger Wucherungen der Prostata (Prostatakarzinom) wertvolle Dienste leistet.

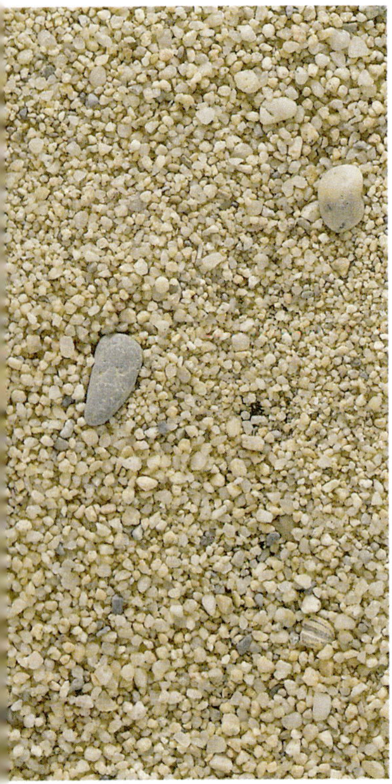

Die Prostata selbst produziert kein Hormon, ihr Wachstum und ihre Funktion unterliegen aber einer hormonellen Steuerung. Die männlichen Geschlechtshormone werden Androgene genannt, die weiblichen Östrogene. Hauptvertreter der Androgene ist das Testosteron, welches in bestimmten Zellen des Hodens (Leydig-Zellen) gebildet wird und durch das Enzym 5-Alpha-Reduktase in das eigentlich wirksame Abbauprodukt Dihydrotestosteron (DHT) umgewandelt wird. Männer produzieren aber auch kleine Mengen von Östrogenen, die ebenfalls für das Prostatawachstum bedeutsam sind.

# Welche Erkrankungen der Prostata können auftreten und wer behandelt sie?

Die drei häufigsten Erkrankungen der Prostata sind eine (akute oder chronische) Entzündung (Prostatitis), eine gutartige Vergrößerung (benigne Prostatahyperplasie, BPH) und der Prostatakrebs (Prostatakarzinom). Daneben gibt es seltenere Erkrankungen wie den Prostatainfarkt und Beschwerden, die auf Grund ihrer ähnlichen Symptomatik üblicherweise zwar im Zusammenhang mit der Prostata gesehen werden, deren Ursachen aber nicht wirklich geklärt sind (Prostatopathie).

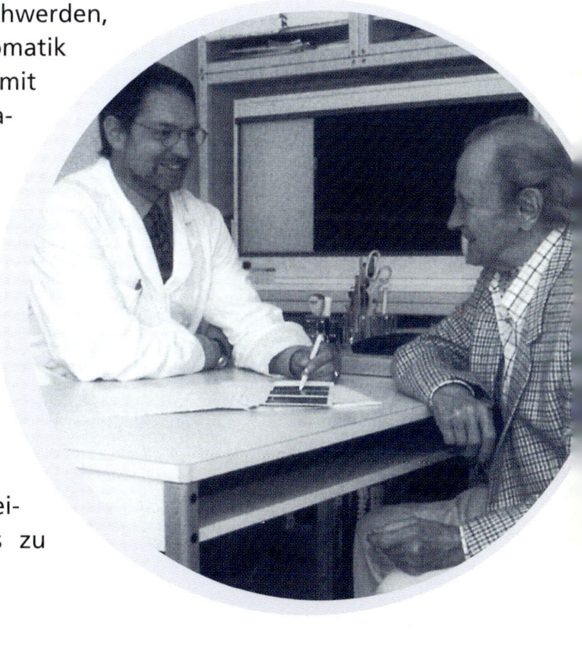

Während die Prostatitis eher selten ist und bei jüngeren Männern vorkommt, sind BPH und Prostatakarzinom recht häufige Erkrankungen im höheren Lebensalter.
So leiden ungefähr 70 % aller über 70-jährigen Männer an mehr oder weniger stark ausgeprägten Symptomen einer BPH und jeder 10. Mann muss im Laufe seines Lebens rechnen, an Prostatakrebs zu

erkranken, der vor dem 45. Lebensjahr zwar nur selten diagnostiziert wird, mit zunehmendem Alter aber immer häufiger vorkommt.

1. Ansprechpartner: Der Urologe.

Obwohl BPH und Prostatakrebs etwa in derselben Lebensphase auftreten, besteht kein ursächlicher Zusammenhang. Beide Erkrankungen können sowohl gemeinsam als auch einzeln vorkommen. Eine BPH ist weder ein Risikofaktor für ein Prostatakarzinom noch ein Schutz dagegen.

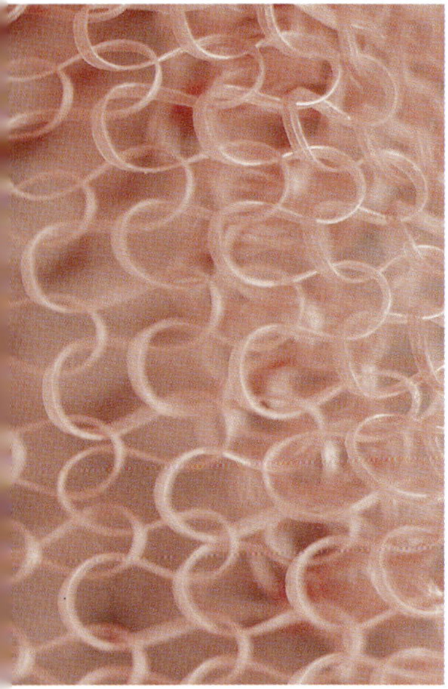

Welche Erkrankung auch immer vorliegt, der Ansprechpartner für Prostataerkrankungen ist der Facharzt für Urologie (der »Urologe«). Seine Ausbildung ermöglicht ihm eine exakte Diagnose und die Durchführung der Behandlung, die – bei rechtzeitiger Konsultation – auch in den meisten Fällen erfolgreich ist.

# Die Prostatitis

Entsprechend einer alten, aber immer noch gültigen, Definition aus der Zeit des 19. Jahrhunderts ist eine Entzündung »die Reaktion des Körpers oder einzelner Organe auf mittelschwere Reize«. Diese Reize müssen nicht ausschließlich von Bakterien ausgehen.

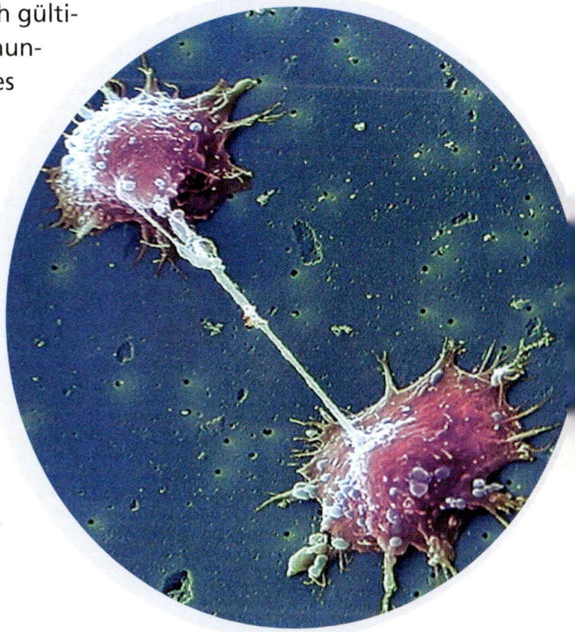

Auch andere Ursachen sind möglich. Daneben unterscheiden wir die Begriffe »akut« und »chronisch«, die entgegen einer weit verbreiteten Meinung nicht den Schweregrad einer Entzündung, sondern lediglich ihren zeitlichen Ablauf beschreiben.

Demnach unterscheiden wir folgende Formen der Prostatitis:

**Akute Prostatitis**

- Akute bakterielle Prostatitis
- Akute nichtbakterielle Prostatitis

**Chronische Prostatitis**

- Chronisch bakterielle Prostatitis
- Chronisch nichtbakterielle Prostatitis

**Prostatopathie oder Prostadynie**

Bakterien sind Auslöser von Prostatitis – es gibt aber auch andere Entzündungsursachen.

# Die akute Prostatitis

Die akute Prostataentzündung betrifft in der Regel sexuell aktive Männer. Bakterien erreichen die Prostata entweder über die Harnwege oder auf dem Blutweg. Erfolgt die Entzündung über den Blutweg, sind oftmals Bakterien aus beherdeten Zähnen, entzündeten Rachenmandeln (Tonsillen) oder beherdeten Nasennebenhöhlen (Stirn- oder Kieferhöhle) die Ursache. Eine heute selten gewordene Sonderform wird durch Tuberkulose-Bakterien (Mycobacterium tuberculosis) hervorgerufen; wir sprechen dann von einer spezifischen Prostatitis.

**Akute Prostatitis: die Beschwerden setzen schlagartig ein.**

Daneben gibt es eine Reihe von anderen Erregern wie Viren, Mykoplasmen, Chlamydien, Pilzen und in seltenen Fällen auch Würmer, die im Süßwasser einiger afrikanischer und vorderasiatischer Länder vorkommen. Ebenfalls selten geworden sind Prostataentzündungen im Rahmen von Geschlechtskrankheiten wie Gonorrhoe (Tripper) und Syphilis.

Das Risiko an einer akuten Prostatitis zu erkranken ist vergleichsweise gering, weil die natürlichen Schutzmechanismen des Körpers eine Infektion in der Regel erfolgreich verhindern. Unterkühlungen des Unterleibes, mangelnde Hygiene, ungewöhnliche Sexualpraktiken (Analverkehr), allgemeine Abwehrschwäche und Infektanfälligkeit bei chronischen Erkrankungen wie Diabetes mellitus oder Leukämie, aber auch diagnostische und therapeutische Eingriffe an den Harnorganen (Harnkatheter) können eine Prostatitis auslösen.

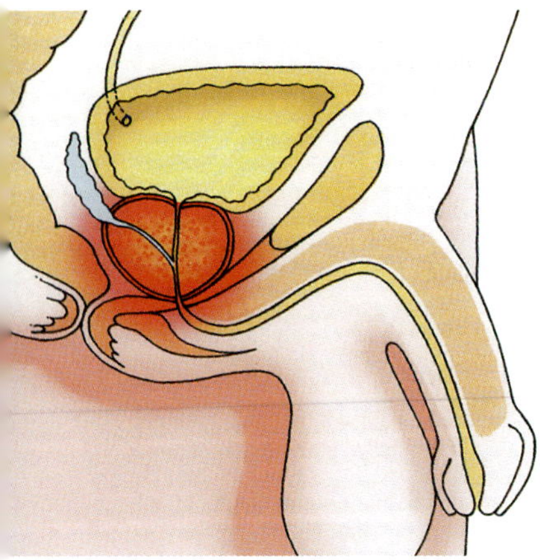

Die Symptome der akuten Prostatitis setzen zumeist schlagartig ein und sind mit starken Unterleibsschmerzen, einem allgemeinen Krankheitsgefühl, Fieber und Schüttelfrost verbunden.

Nicht selten steigern sich anfänglicher Harndrang und Brennen beim Wasserlassen zu massiven Harnentleerungsstörungen bis hin zum vollständigen Harnverhalten.

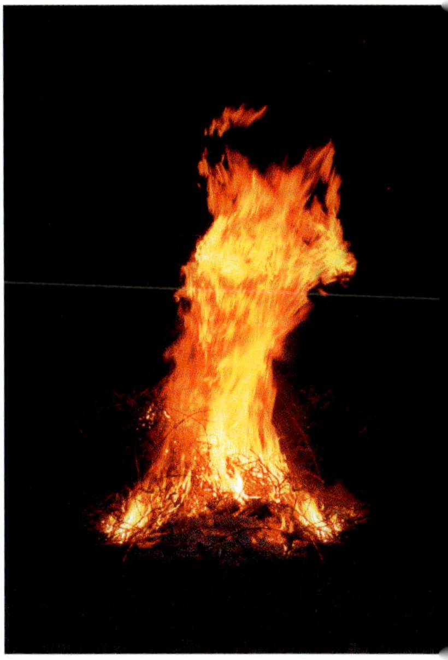

Die Diagnose wird meistens klinisch auf Grund der geschilderten Beschwerden sowie durch vorsichtiges Betasten der Prostata vom Mastdarm aus gestellt und durch weitere Untersuchungen bestätigt. Die genaue Befragung des Patienten (Anamnese) gibt dem erfahrenen Arzt in den meisten Fällen auch bereits erste Hinweise auf die mögliche Ursache, was für die Wahl der Behandlung wichtig ist. Ergänzend erfolgen eine Ultraschalluntersuchung, die über das Ausmaß der Harnentleerungsstörung Auskunft gibt, die Blut-Untersuchung im Hinblick auf Entzündungsparameter, die Harnuntersuchung sowie das Anlegen einer Harnkultur, wobei die Erreger bestimmt und ihre Empfindlichkeit auf Antibiotika untersucht werden.

**Brennen beim Harnlassen ist eines der Symptome einer akuten Prostatitis.**

Die Behandlung der akuten Prostatitis erfolgt üblicherweise im Krankenhaus, wobei körperliche Schonung (Bettruhe) und die Gabe von Antibiotika im Vordergrund stehen. Bei ausgeprägten Störungen der Harnentleerung kann es notwendig werden, vorübergehend einen Katheter durch die Bauchdecke (suprapubischer Katheter) in die Harnblase einzulegen, der bis zum vollständigen Abklingen der Symptome belassen wird.

Wird eine akute Prostatitis nicht rechtzeitig erkannt und behandelt, können schwerwiegende Komplikationen auftreten. So können benachbarte Organe befallen werden oder aber es können sich eitrige Einschmelzungsherde innerhalb der Prostata (Prostataabszess) bilden, die chirurgisch eröffnet werden müssen. Die enge Beziehung der Prostata zu den übrigen Geschlechtsorganen kann auch zu einer Mitbeteiligung der Bläschendrüsen und der

Samenleiter führen, wodurch auch ein Übergreifen auf die Nebenhoden möglich wird. Das kann in weiterer Folge zu Störungen der Fortpflanzungsfähigkeit führen. Besonders bedrohlich ist ein generalisiertes Übertreten der Krankheitserreger in die Blutbahn, eine Sepsis.

## Die chronische Prostatitis

Die chronische Prostataentzündung führt zu Missbehagen, ja sogar zu Depressionen.

Im Gegensatz zur akuten Prostatitis sind die Beschwerden einer chronischen Entzündung meist nur gering ausgeprägt, eher uncharakteristisch und nicht selten wird die Diagnose überhaupt nicht gestellt.

Die Betroffenen berichten zumeist über unklare Unterleibsschmerzen, fallweise stechende Schmerzen oder ein unangenehmes Druckgefühl am Damm, immer wiederkehrende Hodenschmerzen, die unerklärlich scheinen, sowie unangenehme Empfindungen beim Urinieren, Schmerzen bei der Ejakulation oder Schmerzen beim Stuhlgang. Manchmal führen die mitunter jahrelang andauernden Symptome zu einem allgemeinen Missbehagen und die vielfach erfolglosen Therapieversuche zusätzlich zu einer depressiven Stimmungslage.

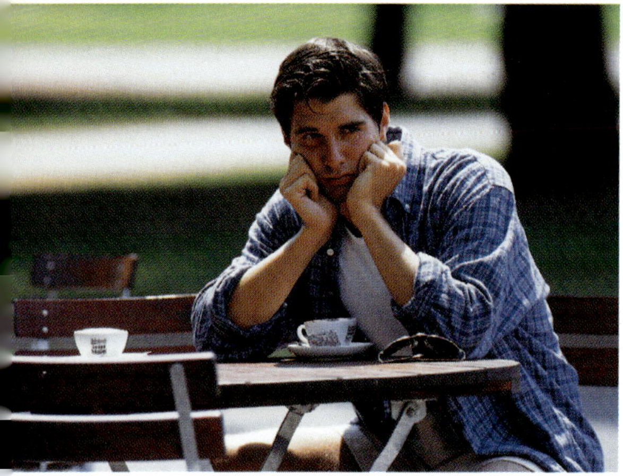

Ursächlich kann zwar eine nur unzureichend behandelte akute Entzündung zu einer chronischen führen, häufiger entsteht sie aber durch Sekretstauungen in den Ausführungsgängen der Prostata, durch chronische mechanische Reizungen wie Radfahren sowie langes und vor allem kaltes Sitzen im Auto, im Beruf und in der Freizeit. Daneben werden zahlreiche andere Ursachen vermutet, die von Lebensmittelallergien bis zu Harnsäurestörungen reichen. Auch ein Rückfließen des Harns in die Ausführungsgänge der Prostata mit dadurch bedingter chronischer Reizung könnte eine mögliche Ursache sein. Dementsprechend wundert es auch nicht, dass oftmals keine Krankheitserreger bei der bakteriellen Kultur gefunden werden. Die Behandlung der chronischen Prostatitis ist ebenfalls schwierig, weil die Ursache zumeist unklar bleibt. Dies führt dazu, dass der Reihe nach die unterschiedlichsten Behandlungsmethoden im wahrsten Sinne des Wortes durchprobiert werden und die Patienten öfter ihren behandelnden Urologen wechseln.

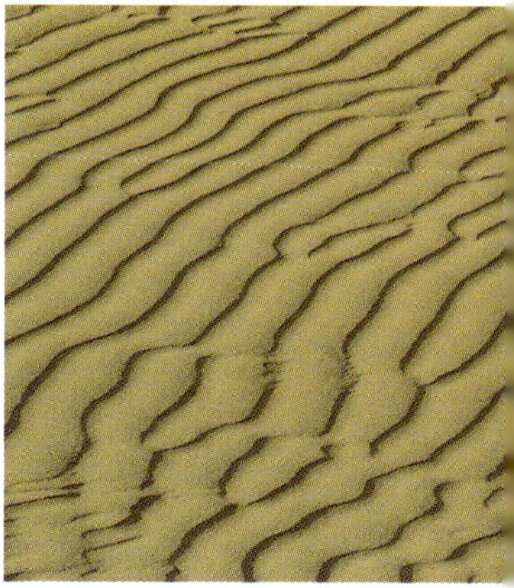

Die Abgrenzung zur Prostatopathie oder Prostadynie gestaltet sich schwierig, wenngleich diese Diagnose erst nach Ausschluss sämtlicher organischer Ursachen gerechtfertigt ist. Davon betroffen sind hauptsächlich jüngere Männer, wobei sexuelle Versagensängste aber auch die Angst vor Krebserkrankungen (Karzinophobie) unter Umständen gepaart mit chronischen Stresszuständen eine mögliche Ursache darstellen.

**Chronische Prostatitis: Ursachen meist unklar, Behandlung schwierig.**

Eine amerikanische Gesundheitsbehörde, das National Institute of Health (NIH) hat unlängst einen Fragebogen entworfen, um die Beschwerden von betroffenen Patienten erstmals quantitativ erfassen zu können. Dadurch soll der Schweregrad der Erkrankung erfasst und die Wirksamkeit einer Behandlung (auch zwecks Vergleich der einzelnen Methoden) beurteilt werden.

Beurteilt werden vier verschiedene Bereiche wie Schmerz, Harnlassen, Einfluss der Schmerzen auf das Wohlempfinden und die Lebensqualität. Das Zusammenzählen der Punkte erlaubt eine Beurteilung des Schweregrades und ermöglicht Vergleiche vor und nach der Therapie.

# Symptome bei chronischer Prostatitis

## I. Schmerz/Unbehagen

1. Haben Sie in der letzten Woche irgendeinen Schmerz oder ein Unbehagen in einer der nachfolgenden Körperregionen verspürt?

| | Ja | Nein |
|---|---|---|
| Gegend zwischen Hodensack und After | 1 | 0 |
| Hoden | 1 | 0 |
| Penisspitze | 1 | 0 |
| Unterhalb der Taille, vor der Harnblase | 1 | 0 |

2. Hatten Sie während der letzten Woche:

| | | |
|---|---|---|
| Schmerzen oder Brennen beim Harnlassen? | 1 | 0 |
| Schmerzen oder Unbehagen während oder nach dem Orgasmus? | 1 | 0 |

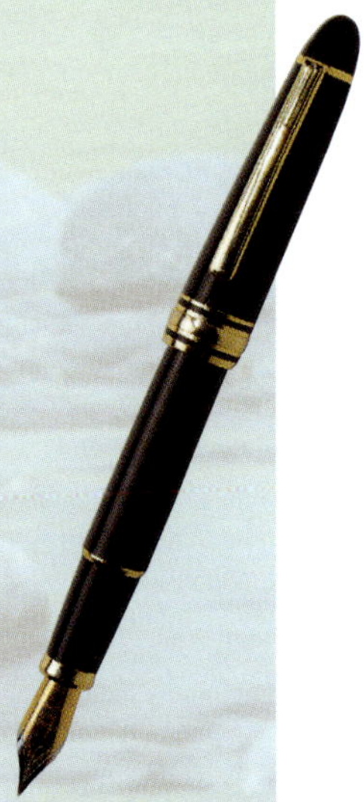

3. Wie oft hatten Sie Schmerzen oder Unbehagen in irgendeinem Bereich von Frage eins?

| | |
|---|---|
| Niemals | 0 |
| Selten | 1 |
| Manchmal | 2 |
| Öfter | 3 |
| Meistens | 4 |
| Immer | 5 |

4. Welche Ziffer auf einer 10-stelligen Skala beschreibt am besten Ihr durchschnittliches Schmerzempfinden während der letzten Woche?

| 0 | 1 | 2 | 3 | 4 | 5 | 6 | 7 | 8 | 9 | 10 |
|---|---|---|---|---|---|---|---|---|---|---|

kein Schmerz … unvorstellbarer Schmerz

## II. Harnlassen

5. Wie oft hatten Sie während der letzten Woche das Gefühl, dass Ihre Blase nach dem Harnlassen nicht wirklich leer ist?

| | |
|---|---|
| Überhaupt nie | 0 |
| Seltener als jedes 5. Mal | 1 |
| Seltener als in der Hälfte der Zeit | 2 |
| Ungefähr in der Hälfte der Zeit | 3 |
| Öfter als in der Hälfte der Zeit | 4 |
| Meistens immer | 5 |

6. Wie oft mussten Sie während der letzten Woche innerhalb von 2 Stunden nach dem Harnlassen abermals Harnlassen?

| | |
|---|---|
| Überhaupt nie | 0 |
| Seltener als jedes 5. Mal | 1 |
| Seltener als in der Hälfte der Zeit | 2 |
| Ungefähr in der Hälfte der Zeit | 3 |
| Öfter als in der Hälfte der Zeit | 4 |
| Meistens immer | 5 |

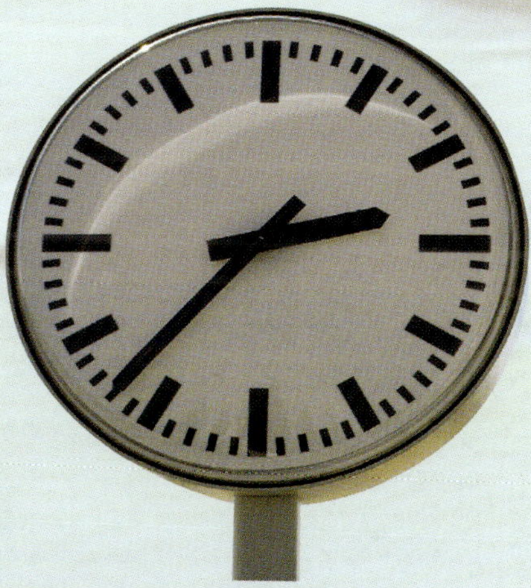

## III. Einfluss der Schmerzen und Beschwerden auf Ihre Lebensqualität

7. Wie sehr haben Ihre Symptome Sie während der letzten Woche von Ihren gewohnten Tätigkeiten abgehalten?

| | |
|---|---|
| Überhaupt nicht | 0 |
| Nur ein wenig | 1 |
| Doch einiges | 2 |
| Eine ganze Menge | 3 |

8. Wie sehr haben Sie während der letzten Woche an Ihre Beschwerden gedacht?

| | |
|---|---|
| Überhaupt nicht | 0 |
| Nur ein wenig | 1 |
| Doch einiges | 2 |
| Eine ganze Menge | 3 |

## IV. Lebensqualität

9. Wie würden Sie sich fühlen, wenn Sie den Rest Ihres Lebens die gleichen Symptome wie letzte Woche haben würden?

| | |
|---|---|
| Höchst erfreut | 0 |
| Erfreut | 1 |
| Hauptsächlich zufrieden | 2 |
| Gemischt (zufrieden/unzufrieden) | 3 |
| Hauptsächlich unzufrieden | 4 |
| Unglücklich | 5 |
| Schrecklich | 6 |

Beachten Sie, dass dieser Fragebogen nicht in der Lage ist, eine Diagnose zu stellen und somit die genaue Abklärung durch einen Arzt nicht ersetzen kann.

Eine Vielzahl von verschiedenen Erkrankungen kann gleiche oder sehr ähnliche Symptome hervorrufen, bedarf aber möglicherweise völlig anderer Behandlungsmethoden. Deshalb ist die Verwendung nur dann sinnvoll, wenn Ihr behandelnder Arzt die Diagnose »chronische Prostatitis« oder »Prostadynie« gestellt hat.

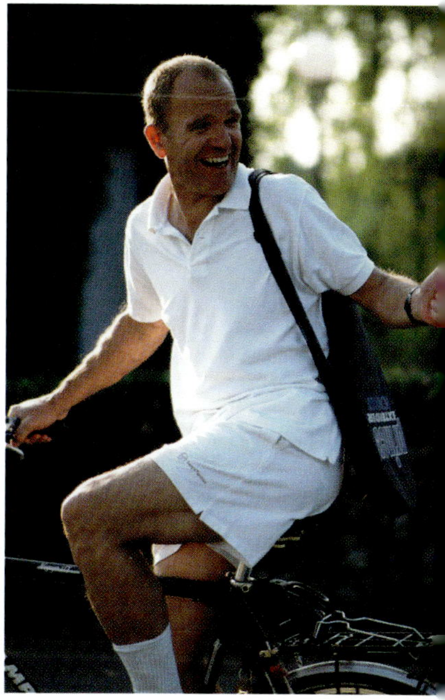

Das Zusammenzählen der Punkte in den Sektionen I und II ergibt den Schweregrad Ihrer Beschwerden:

- Leicht: 0 – 9
- Mittel: 10 – 18
- Schwer: 19 – 31

Das Zusammenzählen der Punkte aller Abschnitte (0 – 43) soll es Ihnen ermöglichen, Ihre Fortschritte während der Behandlung besser zu erfassen. Dazu sollten die Fragen vor Therapiebeginn und in regelmäßigen Abständen während der Behandlung (z. B. wöchentlich oder alle vier Wochen) bzw. am Ende der Behandlung möglichst exakt beantwortet und jeweils mit den vorangegangenen Ergebnissen verglichen werden.

Bedenken Sie aber, dass eine Behandlung möglicherweise längere Zeit in Anspruch nehmen kann, bevor sie spürbar wirksam wird und beraten Sie sich deshalb stets mit Ihrem Arzt, wenn es um die Fortsetzung oder die Änderung der Behandlung geht.

**Eine gute Behandlung bringt die volle Lebensqualität zurück.**

## Risikofaktoren für eine Prostatitis

Bestimmte Umstände oder medizinische Eingriffe können das Risiko einer Prostatitis erhöhen.

Ein erhöhtes Risiko haben Männer, die

- unlängst einen medizinischen Eingriff über die Harnröhre hatten (Katheter, Blasenspiegelung),
- gehäuft Analverkehr haben,
- Missbildungen im Bereich des Harntrakts haben,
- unlängst eine Infektion der Harnblase hatten.

## Die Symptome

Beschwerden? Möglichst bald den Urologen aufsuchen!

Die Symptome der Prostatitis und deren Schweregrad hängen von der Art der zugrunde liegenden Ursache ab. Die Palette reicht von kaum spürbar bis so gravierend, dass Sie sofortige ärztliche Hilfe suchen.

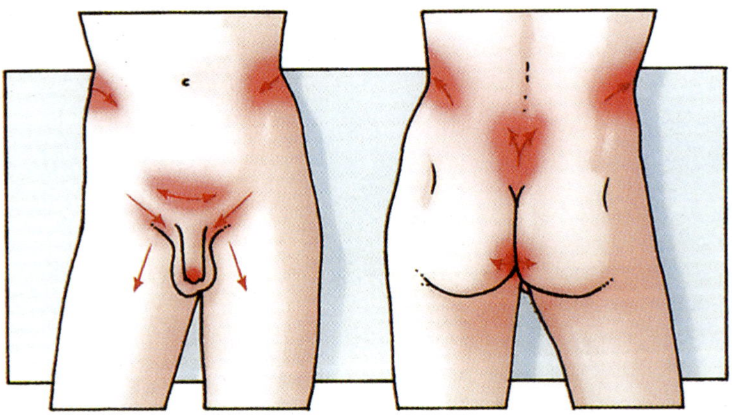

Folgende Symptome können vorkommen:

- Fieber und Schüttelfrost,
- gehäufter Harndrang,
- erschwertes Harnlassen mit Schmerzen und/oder Brennen,
- Blut oder Eiter im Harn,
- Schmerzen im Rücken oder am Damm (Region zwischen Hodensack und After),
- Muskel- und Gelenkschmerzen,
- Schwellungen und Spannungsgefühl in der Prostata,
- Schmerzen beim Samenerguss.

Die exakte Diagnose ist der Schlüssel für den Behandlungserfolg.

## Welche Untersuchungen sind nötig?

Die oben genannten Symptome können auch andere Erkrankungen verursachen. Eine exakte Diagnose ist der Schlüssel für eine erfolgreiche Behandlung! Um zu unterscheiden, ob es sich um eine bakterielle oder eine nichtbakterielle Prostatitis handelt, sollten sowohl der Harn als auch das Prostatasekret untersucht werden. Dies ermöglicht eine Identifizierung von etwaigen Bakterien und ermöglicht auch eine Testung dieser Bakterien, auf welche Antibiotika sie empfindlich sind (bakterielle Kultur). Obwohl die bakterielle Prostatitis zu den Infektionskrankheiten zählt, ist sie nicht ansteckend.

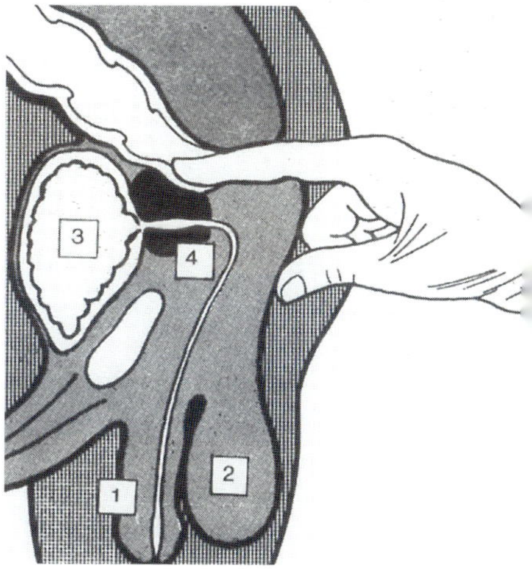


Zusätzlich wird Ihr Arzt eine Rektaluntersuchung der Prostata durchführen. Dieses Betasten der Prostata durch den Mastdarm mit dem Zeigefinger der rechten Hand ist einfach und ermöglicht eine

Beurteilung von Form, Größe, Festigkeit, Oberflächenbeschaffenheit und Schmerzhaftigkeit der Prostata. Der Arzt entscheidet dann, ob weitere Untersuchungen notwendig sind. Auch eine Prostatamassage zur Gewinnung von Prostatasekret, welches in die Harnröhre übertritt und an der Penisspitze aufgefangen wird, ist dabei möglich.

Ebenso wird mit Hilfe einer einfachen Blutabnahme die Höhe des PSA-Wertes bestimmt (siehe auch unter Prostatakrebs). Dieser kann bei akuten Entzündungen mitunter stark ansteigen, aber auch auf andere Prostataerkrankungen hinweisen.

**Wenn Bakterien im Spiel sind: Antibiotika.**

Schließlich kann auch eine Ultraschalluntersuchung, die Durchführung spezieller Röntgenuntersuchungen oder eine Gewebeprobe aus der Prostata notwendig sein.

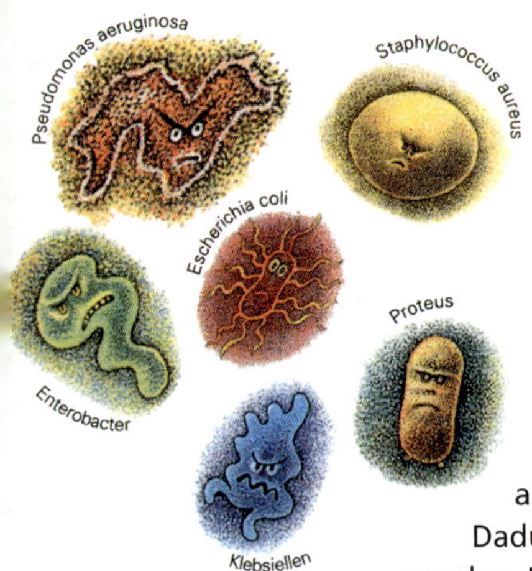


## Die Behandlung der Prostatitis

Die Behandlung der Prostatitis richtet sich nach der Art der Entzündung.

Die akute bakterielle Prostatitis wird üblicherweise mit Antibiotika über mindestens 7 bis 14 Tage behandelt. Zusätzliche Schmerzmittel können bisweilen notwendig werden.

Die chronisch-bakterielle Prostatitis erfordert eine antibiotische Behandlung über 4 bis 12 Wochen. Dadurch können rund zwei Drittel aller Fälle ausgeheilt werden. In Fällen, in denen das nicht möglich ist, kann fallweise eine Langzeitbehandlung mit einem Antibiotikum in niedriger Dosierung zur Linderung der Beschwerden sinnvoll sein. In manchen Fällen wird auch eine chirurgische Entfernung der infizierten Prostataabschnitte durch die Harnröhre empfohlen.

Die nichtbakterielle Prostatitis bedarf keiner antibiotischen Therapie. Hier erfolgt die Behandlung symptomatisch. Je nach Symptomatik können die Beschwerden durch muskelentspannende Medikamente oder Alpha-Blocker (Medikamente, die die Muskeln in der Prostata und am Blasenausgang entspannen; siehe auch Behandlung der BPH) behoben werden. Ebenso können entzündungshemmende Medikamente bei einigen Patienten helfen.

**Bewegung sorgt für Spannungs- und Stressabbau.**

Darüber hinaus gibt es eine Reihe von unterstützenden Maßnahmen wie gut temperierte Bäder, abwechselnd heiße und kalte Kompressen am Damm (jeweils für 10 Minuten, Zyklus 2- bis 3-mal wiederholen), eine Änderung der Ernährungsgewohnheiten, Zink-Tabletten oder auch Psychopharmaka, die Angst- und Spannungszustände beseitigen können.

Auch regelmäßige Bewegung und körperliches Training können durch den dabei erzielten Stressabbau hilfreich sein. Und schließlich konnte in einer erst unlängst durchgeführten Studie gezeigt werden, dass Allopurinol (ein Medikament zur Senkung der Harnsäure im Blut) wirken kann, insbesondere dann, wenn die Beschwerden durch ein Rückfließen des Urins in die prostatischen Ausführungsgänge verursacht werden.

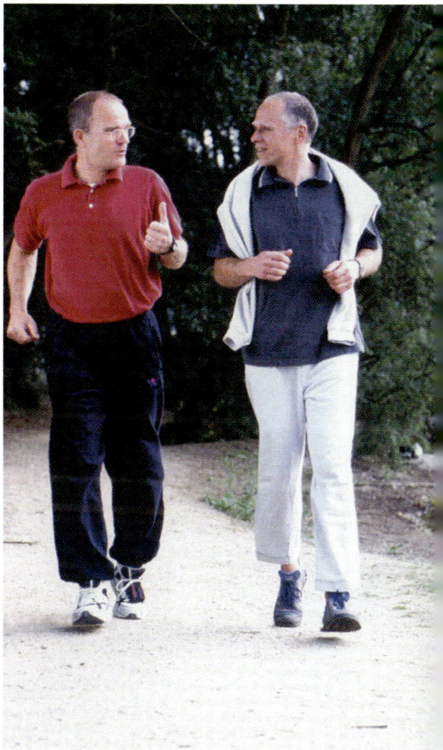

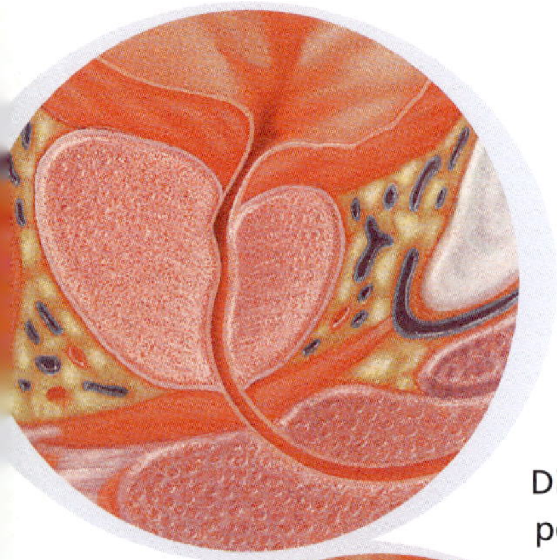

# Die BPH – gutartige Prostata-vergrößerung

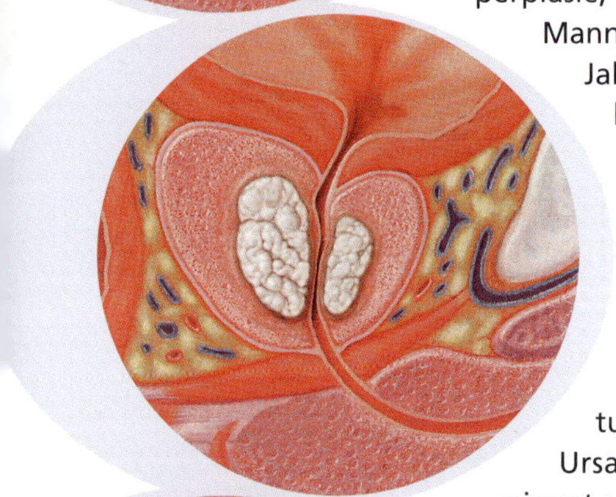

Die gutartige Prostatavergrößerung (benigne Prostatahyperplasie, BPH) ist die wohl häufigste Erkrankung des Mannes. Mehr als die Hälfte aller Männer über 50 Jahre ist davon betroffen. Obwohl diese Krankheit nicht bösartig ist, kann sie Ursache von schweren Funktionsstörungen der Nieren sein und unbehandelt zur lebensbedrohlichen Harnvergiftung (Urämie) mit der Notwendigkeit zur permanenten Dialyse (Blutwäsche) führen.

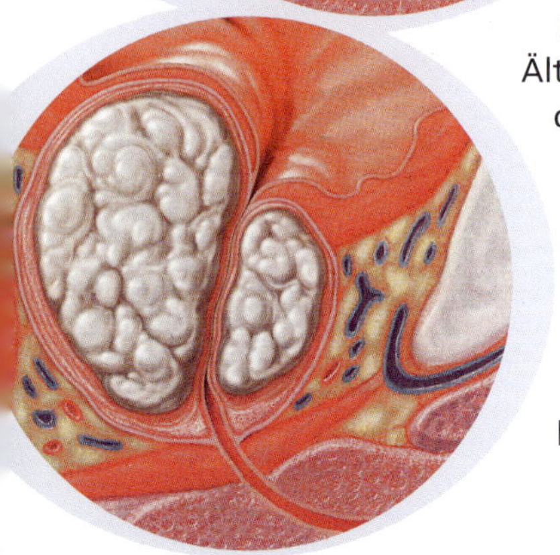

Die BPH ist das Ergebnis von gutartigen Wachstumsprozessen innerhalb der Prostata, deren Ursachen weitestgehend unbekannt sind. Man nimmt an, dass hormonelle Veränderungen im Zuge des Älterwerdens ursächlich verantwortlich sind. Diese Veränderungen beginnen bereits ab dem 30. Lebensjahr, wo sie jedoch vorerst nur mikroskopisch festgestellt werden können. Mit zunehmendem Lebensalter werden die Veränderungen auch klinisch spürbar und können unterschiedlich stark ausgeprägte Beschwerden verursachen. Während die Prostata des 30-jährigen Mannes noch die Größe einer Walnuss hat, erreicht sie beim 40-Jährigen bereits die Größe einer Marille; beim

60-Jährigen kann sie bereits zitronengroß oder größer sein. Interessanterweise verlangsamt sich aber das Wachstum mit zunehmendem Alter. Das bedeutet, dass die Verdoppelungszeit des Volumens von knapp 5 Jahren beim 35-Jährigen auf ca. 100 Jahre beim 90-jährigen Mann ansteigt.

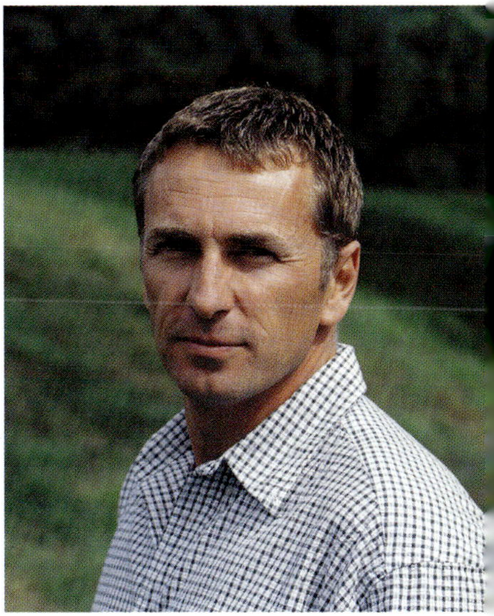

Unter Verdoppelungszeit versteht man den Zeitraum, den das Organ benötigt, um sein Gewicht bzw. sein Volumen zu verdoppeln. Wer also bis zum 75. Lebensjahr noch keine nennenswerte Vergrößerung der Prostata hat, hat später nur mehr ein relativ geringes Risiko.

## Wie äußert sich eine BPH?

Die Prostatavergrößerung ist ein sehr langsam fortschreitender Prozess. Dementsprechend langsam und schleichend entwickeln sich auch die Symptome, sodass sie von den Betroffenen oftmals gar nicht erkannt werden. Die häufigsten Beschwerden entstehen dadurch, dass die prostatische Harnröhre immer mehr eingeengt wird, was die Entleerung der Harnblase erheblich erschweren kann.

**Die Prostata wächst zwischen dem 40. und 60. Lebensjahr am stärksten.**

Typische Beschwerden, die auf eine BPH hinweisen, sind:

- Häufiger, vor allem nächtlicher Harndrang
- Verzögert einsetzender Harnstrahl (»Startschwierigkeiten«)
- Dünner werdender Harnstrahl
- Verlangsamter Harnstrahl
- Notwendigkeit zur Betätigung der Bauchpresse beim Harnlassen

- Nachtröpfeln von Harn nach dem Harnlassen
- Gefühl der unvollständigen Blasenentleerung
- Schmerzen oder Brennen beim Harnlassen
- Gehäuft Blasenentzündungen
- Blutbeimengungen zum Harn (Hämaturie)

Vertrauen Sie sich Ihrem Arzt an!

Diese Beschwerden können in unterschiedlichster Ausprägung entweder allein oder in Kombination auftreten. Da auch andere Ursachen möglich sind, empfiehlt sich jedenfalls ein Arztbesuch. Es ist heutzutage möglich, den Schweregrad der BPH mittels eines Fragebogens zu ermitteln. Dieser unter der Patronanz der WHO (World Health Organisation; Weltgesundheitsorganisation) im Jahre 1993 entwickelte Fragebogen heißt »Internationaler Prostata-Symptom-Score« oder kurz IPSS und wurde mittlerweile in zahlreiche Sprachen übersetzt.

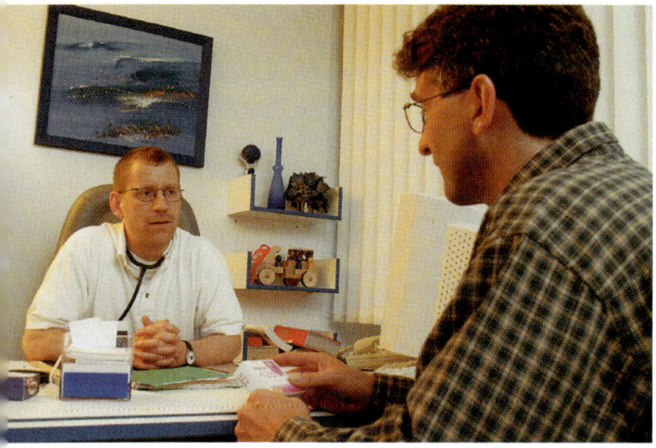

## Fragebogen, um eine gutartige Prostatavergrößerung festzusellen.

Alle Angaben beziehen sich auf die letzte Woche.
Bitte kreuzen Sie die einzelnen Punkte an und zählen Sie diese zusammen.

| | Nie | <20 % | <50 % | ca. 50 % | >50 % | Fast immer |
|---|---|---|---|---|---|---|
| 1. Wie oft hatten Sie das Gefühl, dass Ihre Blase nach dem Wasserlassen nicht ganz entleert war? | 0 | 1 | 2 | 3 | 4 | 5 |
| 2. Wie oft mussten Sie in weniger als 2 Stunden ein zweites Mal Wasser lassen? | 0 | 1 | 2 | 3 | 4 | 5 |
| 3. Wie oft mussten Sie beim Wasserlassen mehrmals aufhören und wieder neu beginnen? | 0 | 1 | 2 | 3 | 4 | 5 |
| 4. Wie oft hatten Sie Schwierigkeiten, das Wasserlassen hinauszuzögern? | 0 | 1 | 2 | 3 | 4 | 5 |
| 5. Wie oft hatten Sie einen schwachen Strahl beim Wasserlassen? | 0 | 1 | 2 | 3 | 4 | 5 |
| 6. Wie oft mussten Sie pressen oder sich anstrengen, um mit dem Wasserlassen zu beginnen? | 0 | 1 | 2 | 3 | 4 | 5 |
| 7. Wie oft sind Sie im Durchschnitt nachts aufgestanden, um Wasser zu lassen? (Zeitraum vom Zubettgehen bis zum Aufstehen) | nie | 1-mal | 2-mal | 3-mal | 4-mal | 5-mal od. öfter |
| | 0 | 1 | 2 | 3 | 4 | 5 |

Das Zusammenzählen der einzelnen Punkte (Score) ermöglicht eine grobe Unterteilung des Schweregrades von Prostatasymptomen. Punktewerte zwischen 0 bis 7 beschreiben gar keine oder nur leichte Symptome, Werte zwischen 8 und 19 deuten auf mittelmäßige Symptome hin, Werte zwischen 20 und 35 sind Ausdruck hochgradiger Beschwerden.

Die Existenz von Symptomen ist aber nicht ausschließlich an das Vorhandensein einer Prostatavergrößerung gebunden. Auch Männer mit kleinen Drüsen können Beschwerden entwickeln. Diese Beschwerden reflektieren in erster Linie die Reaktion der Harnblase auf die gestörten Abflussverhältnisse. Diese Reaktion der Harnblase lässt sich in 3 Stadien unterteilen:

**Stadium I:**

Gehäufter Harndrang: 1. Hinweis.

Ist charakterisiert durch Irritationen der Harnblase. Diese resultieren in:

- gehäuftem Harndrang,
- gehäuftem Harnlassen,
- nächtlichem Harnlassen (Nykturie).

**Stadium II:**

Ist gekennzeichnet durch kompensatorische Veränderungen der Harnblase. In dieser Phase versucht die Harnblase auf die gestörten Abflussverhältnisse zu reagieren und sie auszugleichen. Zu den Reaktionen zählen:

- Verdickung der Harnblasenmuskulatur,
- verzögerter Beginn des Harnlassens (Startschwierigkeiten),
- verminderter Harnstrahl bzw. reduzierter Druck,
- Betätigung der Bauchpresse zur Harnentleerung,
- unvollständige Blasenentleerung (Restharn).

**Stadium III:**

Stellt praktisch den Endzustand dar, wenn die Harnblase den Kampf gegen die vergrößerte Prostata verloren hat. Zeichen dafür sind:

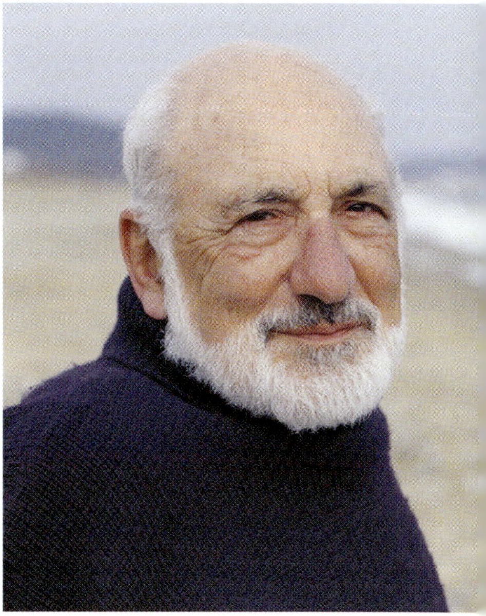

- Verlangsamung des Harnstrahls bis zum Tröpfeln,
- Vergrößerung der Harnblase,
- Verlust des Blasentonus (schlaffe Blase),
- Verlust des Blasengefühls (kein Gefühl für Füllungszustand mehr),
- Harnstase mit Erweiterung des oberen Harntrakts, Verschlechterung der Nierenfunktion bis hin zur Urämie (Harnvergiftung).

Während das Stadium I eher durch irritative Symptome gekennzeichnet ist, zeichnen sich die Stadien II und III durch eine zunehmende Abflussstörung (Obstruktion) aus. Dabei können irritative Symptome subjektiv wieder besser werden, was oftmals als spontane Besserung missgedeutet wird.

Im Stadium III kann auch plötzlich ein ungewollter Harnverlust (Inkontinenz) auftreten. Das passiert, weil durch zunehmenden Restharn der Harn wie bei einem vollen Becken praktisch ständig überschwappt. Durch die beginnende Beeinträchtigung der Nierenfunktion und den steigenden Harnstoff kann es auch zu psychischen Veränderungen kommen, die oftmals als »Altersstarrsinn« oder »altersbedingte Verwirrtheit« fehlgedeutet werden.

**Die Beeinträchtigung der Nierenfunktion kann auch zur Verwirrtheit führen!**

# Wie kommt eine BPH zustande?

Der natürliche Alterungsprozess der meisten Organe ist dadurch gekennzeichnet, dass der natürliche Zelltod (Apoptose) die Zellneubildung (Wachstum oder Proliferation) überwiegt. Anders ist dies bei der Prostata, wo ab dem 30. Lebensjahr die Zellneubildung im Vordergrund steht, die sich bis ins hohe Alter fortsetzt, aber zunehmend langsamer wird.

**Die Steuerung des Prostatawachstums erfolgt im Gehirn.**

Während die Verdoppelungszeit des Prostatagewichts bis zum 50. Lebensjahr nur 4,5 Jahre beträgt, verlangsamt sich dieser Prozess zwischen dem 50. und 70. Lebensjahr auf 10 Jahre. Ab dem 70. Lebensjahr sogar auf 100 Jahre. Das heißt, dass nach dem 70. Lebensjahr mit keiner nennenswerten weiteren Größenzunahme mehr zu rechnen ist.

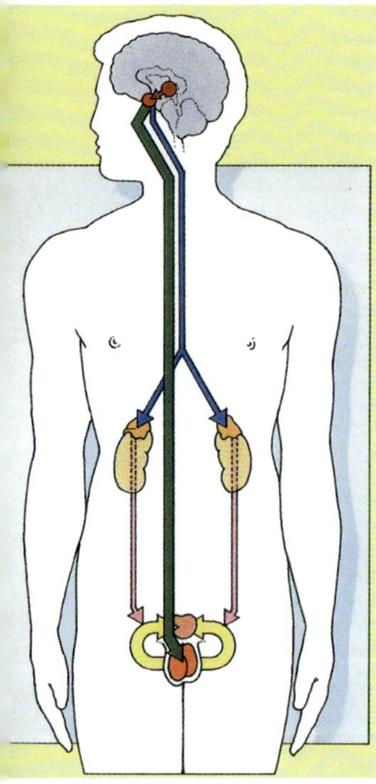

Das männliche Geschlechtshormon Testosteron spielt bei der Entwicklung einer BPH eine entscheidende Rolle. Dieser Zusammenhang ist schon von alters her bekannt. Bereits in der Antike hat man beobachtet, dass Knaben, die vor Erreichen der Pubertät kastriert worden waren (Eunuchen), später keine Behinderungen beim Harnlassen entwickelten.

Der Einfluss des Testosterons spielt sich auf verschiedenen Ebenen ab:

- Im Hypothalamus werden so genannte Rleasing-Hormone gebildet, die die Produktion des luteinisierenden Hormons (LH) in der Hirnanhangsdrüse steuern.
- LH bewirkt die Bildung von Testosteron in bestimmten Zellen des Hodens (Leydig-Zellen).
- Testosteron gelangt über den Blutweg in die Prostatazelle, wo es durch das Enzym 5-Alpha-Reduktase zur aktiven Form, dem Dihydrotestosteron (DHT), umgewandelt wird.

- DHT verbindet sich mit dem Androgenrezeptor (AR), der wie ein Schloss den Schlüssel (DHT) aufnimmt, zu einem Komplex.
- Der DHT-AR-Komplex gelangt in den Zellkern, wo er über Aktivierung hormonabhängiger Gene Wachstum und Funktion der Prostatazelle beeinflusst.

Obwohl die Rolle des Testosterons für die Entwicklung einer BPH heute unbestritten ist, ist der genaue Mechanismus nicht geklärt. Normalerweise beträgt der Testosteronspiegel im Blut des erwachsenen Mannes 300 bis 1.100 ng/dL. Ein Zusammenhang zwischen Höhe des Testosteronspiegels und Größe der Prostata konnte jedoch nicht eindeutig festgestellt werden, sodass Männer mit höheren Testosteronspiegeln nicht zwangsläufig auch größere Prostatadrüsen haben müssen. Man nimmt an, dass in erster Linie das Verhältnis zwischen Testosteron und Östrogen für die Entwicklung einer BPH ausschlaggebend ist.

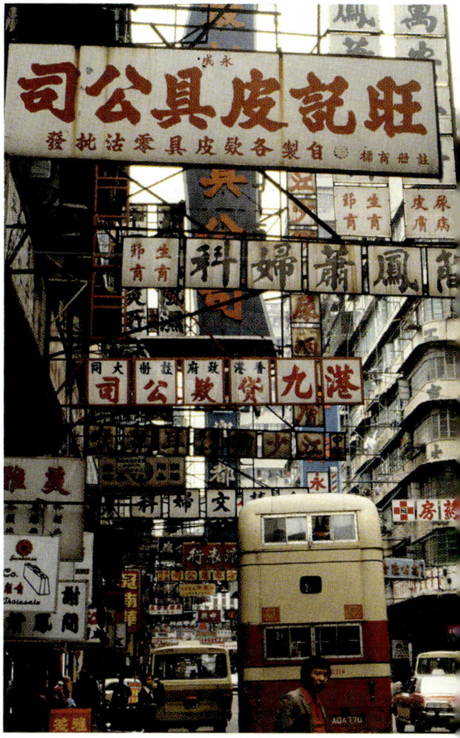


*Asiaten haben kleinere Prostata-Drüsen.*

Neben dem Testosteron sind auch andere Faktoren maßgeblich. Zu diesen zählen Wachstumsfaktoren, genetische Faktoren und Ernährungsgewohnheiten. So ist beispielsweise bekannt, dass Japaner im Durchschnitt wesentlich kleinere Prostatadrüsen haben als gleich alte Amerikaner oder Deutsche. Auch die Häufigkeit von Prostatakrebs ist bei diesen beiden Völkern deutlich unterschiedlich (siehe auch Kapitel Prostatakrebs).

**Auch genetische Faktoren spielen eine Rolle.**

# Wie wird eine BPH festgestellt?

Die Diagnose BPH umfasst folgende Punkte:

- Anamnese (Befragung des Patienten) über:
  Häufigkeit des Harnlassens (Miktionsfrequenz)
  Nächtliches Harnlassen (Nykturie)
  Stärke des Harnstrahls
  Nachtröpfeln beim Harnlassen
  Gefühl einer unvollständigen Blasenentleerung (Restharnbilung)
  Vorkommen von akutem Harnverhalt (Harnsperre)
- Körperliche Untersuchung
- Laboruntersuchungen
- Urologische Funktionsuntersuchungen
- Radiologische Untersuchungen

Die genaue Diagnose ist unerlässlich!

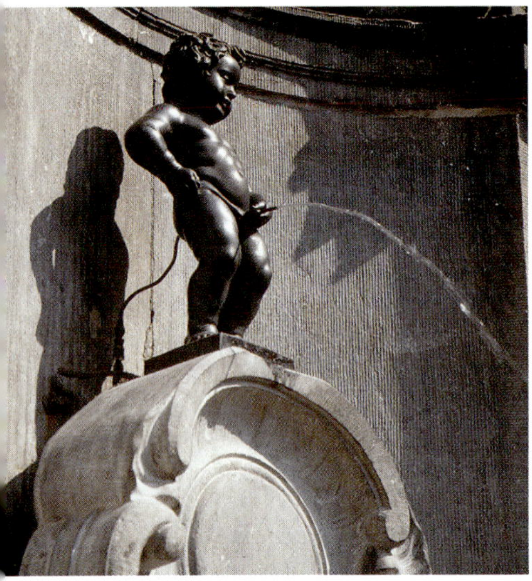

Die meisten Symptome sind unspezifisch, d. h. sie können auch durch andere Erkrankungen hervorgerufen werden. Deshalb ist eine genaue Abklärung unerlässlich.

Die normale Blasenkapazität liegt zwischen 300 und 500 ml, wobei ein erster Harndrang sich üblicherweise ab einem Füllungsvolumen von 250 bis 300 ml einstellt.

Häufiger Harndrang kann aber auch bei Blasenreizungen, Blasenentzündungen, Blasensteinen, neurologischen Erkrankungen oder Blasenkrebs vorkommen. Genauso können Startschwierigkeiten durch Harnröhrenverengungen, Blasenhalsverengungen, Harnröhrenklappen oder Stoffwechselerkrankungen wie Diabetes mellitus hervorgerufen werden. Auch die Harnsperre, bei der der Patient seine Blase akut nicht entleeren kann, was auf Grund der starken Überdehnung der Blase sehr schmerzhaft ist, kann durch andere Erkrankungen wie Prostatitis, Harnröhrenverengungen, neurologische Erkrankungen, Alkohol oder Medikamente bedingt sein. Medikamente, die zu einer Harnsperre führen können, umfassen Parasympatholytika, trizyklische Antidepressiva, Beruhigungsmittel und Diuretika.

**Andere Ursachen für Symptome ausschließen!**

Bei der körperlichen Untersuchung werden in erster Linie der Unterbauch, die Prostata und der Tonus des analen Schließmuskels (Sphinktertonus) beurteilt.

Die **Untersuchung des Unterbauches** soll andere Ursachen für schmerzhafte Zustände wie z. B. Darmerkrankungen aufdecken oder ausschließen.

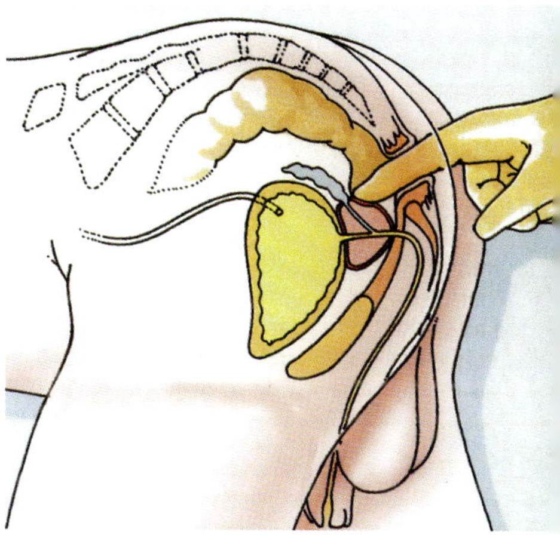

Die **Rektaluntersuchung** der Prostata (Palpation der Prostata, digitale rektale Examination – DRE) geschieht mit dem Zeigefinger der rechten Hand, die einen Handschuh trägt und in ein Gleitmittel getaucht wird, damit die Untersuchung schmerzfrei durchgeführt werden kann. Meistens erfolgt die Palpation in rechter Seitenlage des Patienten mit angezogenen Beinen, manche Untersucher bevorzugen eine nach vorne gebeugte stehende Position des Patienten. Beurteilt werden Größe, Form, Oberflächenbeschaffenheit (glatt oder knotig) und Festigkeit (Konsistenz) der Prostata (normal: prall-elastisch). Die BPH gestaltet sich als Vergrößerung, wobei jedoch die Oberfläche und die Konsistenz gegenüber einer normalen Prostata unverändert sind. Die verwendeten Begriffe für die Größenbeschreibung sind üblicherweise nicht sehr exakt und beziehen sich zumeist auf eher praktische Vergleiche (»überwalnussgroß« oder »klein-mandaringroß«). Verhärtungen innerhalb der Prostata können zwar auch durch kleine Steinchen bedingt sein, sind jedoch prinzipiell und bis zum gegenteiligen Beweis krebsverdächtig und müssen weiter untersucht werden.

Der **Sphinktertonus** ist ein reflexartiges momentanes Zusammenzwicken des analen Schließmuskels bei Druck auf die Prostata und gibt Aufschluss über den allgemeinen Zustand der Nervenversorgung des Beckens bzw. der inneren Organe.

Das Labor – wichtig für die Diagnose.

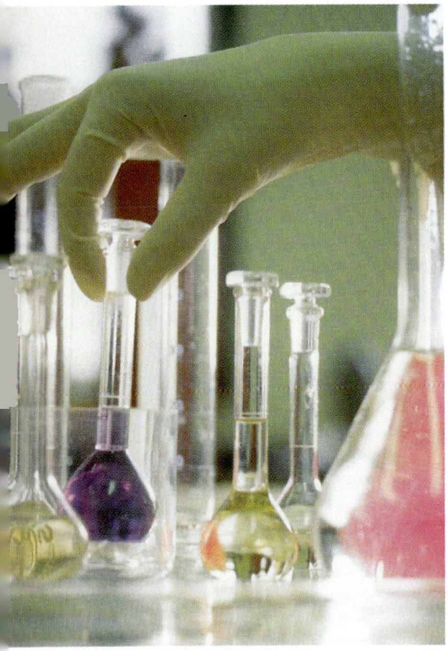

Wichtigste Laboruntersuchung ist die **Harnanalyse.** Untersucht werden Vorhandensein von Zucker oder Eiweiß, Säuregehalt des Urins (pH-Wert), spezifisches Gewicht (Ausdruck der Konzentration), Blutbeimengungen und das Vorkommen von weißen Blutkörperchen (Leukozyten). Bei Verdacht auf eine bakterielle Infektion wird eine **bakterielle Harnkultur** mit Überprüfung der Empfindlichkeit der Keime **(Antibiogramm)** angelegt. Dazu wird eine kleine Harnmenge auf einen speziellen Nährboden aufgebracht und bei Körpertemperatur im Brutschrank für 24 Stunden bebrütet. Kommt es zum Keimwachstum, werden kleine mit verschiedenen Antibiotika getränkte Blättchen auf den Nährboden aufgelegt. Je nach Wirksamkeit des Antibiotikums bildet sich ein großer keimfreier Kreis um das Blättchen (gute Wirksamkeit) oder die Keime wachsen bis an das Blättchen heran (unwirksames Antibiotikum).

Besteht der Verdacht, dass durch eine längere Zeit bestehende BPH bereits die Funktion der Nieren eingeschränkt ist, muss auch eine **Blutabnahme** erfolgen. Dabei werden vornehmlich Kreatinin und Harnstoff als klassische Nierenfunktionsparameter sowie Kalium bestimmt.

Die urologische Funktionsdiagnostik beruht hauptsächlich auf der Durchführung einer so genannten **Uroflowmetrie.** Dazu ist es notwendig, dass der Patient mit einer vollen Harnblase erscheint und in ein spezielles Gerät uriniert. Dieses Gerät (Uroflowmeter) zeichnet dann graphisch den Blasenentleerungsvorgang auf (Miktionskurve), misst den maximalen Harnfluss (Qmax) in Milliliter/Sekunde (ml/sec), den durchschnittlichen Harnfluss, die Dauer der Blasenentleerung und die Menge, die insgesamt ausuriniert wurde. Der maximale Harnfluss variiert stark mit der Füllmenge der Blase, sollte aber beim Gesunden zumindest 20 – 22 ml/sec betragen. Auch der Kurvenverlauf gibt wichtige Hinweise auf Störungen der Blasenentleerung. Verengungen der Harnröhre, Betätigung der Bauchpresse oder neurogene Störungen können so leicht erkannt werden.

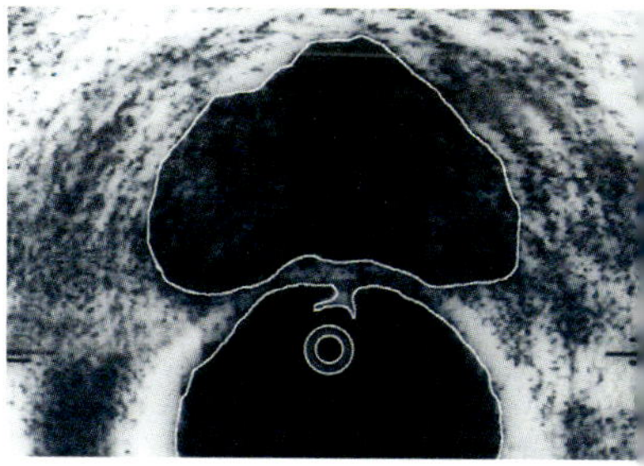

Im Anschluss an die Uroflowmetrie wird meistens mittels **Ultraschall** untersucht, ob die Blase vollständig entleert werden konnte oder ob Harn zurückgeblieben ist (Restharn).

**Ultraschall ergänzt die Uroflowmetrie.**

Für spezielle Fragestellungen, die sich insbesondere auf die Funktionstüchtigkeit der Harnblase bzw. auf ihre Muskulatur beziehen, steht die **urodynamische Untersuchung** zur Verfügung. Dabei wird über einen dünnen Katheter die Blase langsam gefüllt und die Reaktion der Blase auf die zunehmende Füllung untersucht. Anschließend wird der Patient aufgefordert die Blase zu entleeren, wobei über den noch immer liegenden Katheter die Druckverhältnisse in der Blase und im Bereich des Schließmuskels untersucht werden.

Fallweise kann es auch notwendig werden eine **Blasenspiegelung** (Zystoskopie) durchzuführen. Dabei kann die Prostata direkt eingesehen und das Ausmaß der Verengung der prostatischen Harnröhre beurteilt werden. Auch bereits aufgetretene Veränderungen der Blasenmuskulatur aber auch andere Erkrankungen wie

**Blasenspiegelung: unter örtlicher Betäubung.**

Blasensteine oder Blasenkrebs können so erkannt werden. Die Zystoskopie ist für den Mann eine eher unangenehme Untersuchung. Dementsprechend streng wird die Indikation gestellt, d. h. es wird genau abgewogen, wie wichtig diese Untersuchung für den jeweiligen Patienten ist. Die Verwendung neuerer Geräte, ausreichenden Gleitmittels, welches eine örtliche Betäubung enthält, sowie die notwendige Vorsicht des Untersuchers machen die Zystoskopie aber akzeptabel und nicht wirklich schmerzhaft. Sollten Sie Medikamente einnehmen, die die Blutgerinnung beeinträchtigen, schließt dies eine Zystoskopie zwar nicht aus, Sie sollten den Arzt aber rechtzeitig darüber informieren.

Ultraschall ersetzt heute meist das Röntgen.

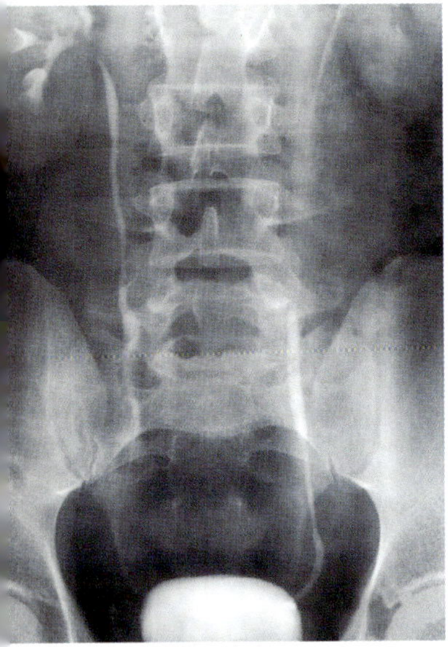

Als radiologische Untersuchung war das **»intravenöse Ausscheidungsurogramm«** (kurz: »Nierenröntgen« oder AUG) in der Diagnostik der BPH bis vor wenigen Jahren weit verbreitet. Dabei wird ein Kontrastmittel intravenös injiziert, welches über die Nieren rasch wieder ausgeschieden wird. Anschließend werden in bestimmten Zeitabständen Röntgenbilder angefertigt, die dann die Nieren, die Harnleiter und die Harnblase zeigen. Durch die heutzutage weite Verbreitung der Sonographie (Ultraschall) wird diese Untersuchung aber nur mehr bei Blutbeimengungen im Harn zum Ausschluss eines Krebsleidens der ableitenden Harnwege durchgeführt.

Die **Sonographie** ermöglicht heute eine Beurteilung der oberen Harnwege (Stauungszustände der Nieren im Stadium III), die Feststellung der Blasenkapazität, die Menge des Restharns und – im Falle einer transrektalen Sonographie (siehe auch Kapitel »Prostatakrebs«) – eine bildliche Darstellung der Prostata selbst. Sie ist rascher durchzuführen als ein Nierenröntgen, billiger und kennt keinerlei Komplikationen. Allerdings ist sie sehr von der Erfahrung des jeweiligen Untersuchers abhängig.

## Wie wird die BPH behandelt?

Da die BPH in gewisser Weise auch einen natürlichen Alterungsprozess widerspiegelt, bedarf nicht jede Form der BPH auch einer sofortigen Therapie. Sind andere Erkrankungsursachen ausgeschlossen und ist der Patient durch seinen Zustand nicht allzu gravierend beeinträchtigt, kann mit einer Behandlung auch zugewartet werden.

**Es muss nicht immer behandelt werden!**

Neuere Studien, die den natürlichen Verlauf einer BPH untersuchten, haben gezeigt, dass eine allzu frühe Behandlung nicht unbedingt nötig ist, weil bei bis zu einem Drittel der Männer die Beschwerden mit der Zeit auch ohne Therapie wieder verschwinden oder zumindest gebessert werden.

Deshalb wird in vielen Fällen anstelle einer Behandlung lediglich eine regelmäßige Kontrolle (wait and see) empfohlen, die gewährleistet, dass es zu keiner vom Patienten unbemerkten Verschlechterung oder zum Auftreten von Komplikationen kommt. Es ist wichtig, diese Strategie unter ärztlicher Aufsicht zu verfolgen, weil Symptome auch bei objektiver Verschlechterung (z. B. Übergang von Stadium II zu Stadium III) vordergründig verschwinden können, obwohl sich die Gefahr einer schweren Komplikation erhöht.

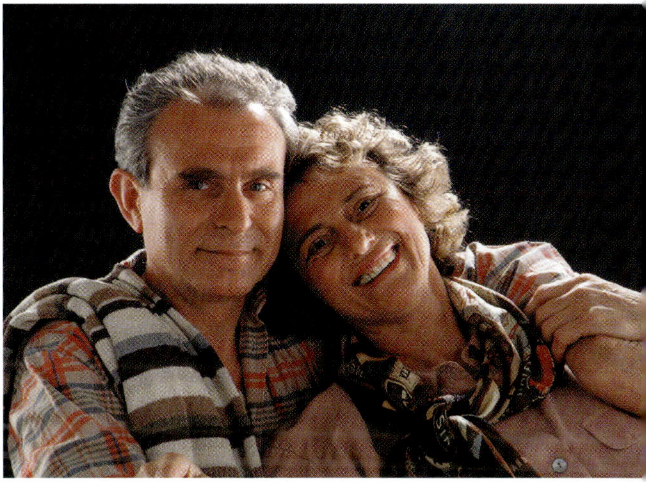

*Bleiben Sie sexuell aktiv!*

Leichte Beschwerden können Sie auch durch geeignete Selbstmaßnahmen lindern, indem Sie Ihren Lebensstil den geänderten Bedingungen anpassen.

**Auch bei BPH ist der Lebensstil wichtig!**

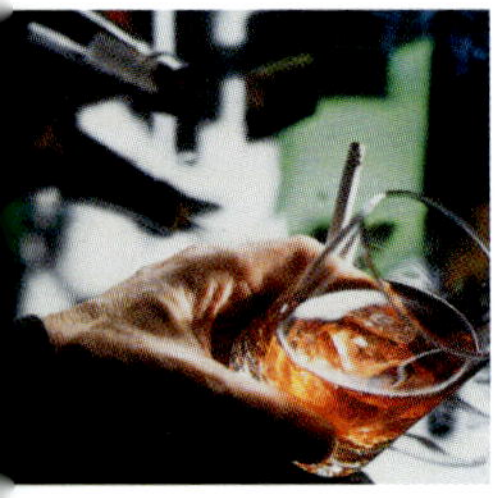

Reduzieren sie Kaffee, Alkohol, Nikotingenuss und scharfe Gewürze.

Zu diesen Selbstmaßnahmen zählen:

- Bleiben Sie sexuell aktiv.
- Nehmen Sie öfter ein heißes Bad.
- Vermeiden Sie Unterkühlungen der Prostata.
- Lassen Sie die Blase nie zu voll werden.
- Entleeren Sie Ihre Blase, wenn Sie den Drang dazu verspüren.
- Sitzen Sie eher auf harten als auf weichen Unterlagen.
- Reduzieren Sie den Genuss von Kaffee, Alkohol und scharfen Gewürzen.
- Trinken Sie ausreichend, aber nicht unmittelbar vor dem Schlafengehen.
- Vermeiden Sie Stress.
- Rauchen Sie nicht.
- Vermeiden Sie die Einnahme von dubiosen »Medikamenten«.

Die Entscheidung ob, wann und wie eine Behandlung der BPH zu erfolgen hat, basiert grundsätzlich auf subjektiven und objektiven Kriterien.

Schon bei geringen Beschwerden kann eine Behandlung notwendig sein.

Während die subjektiven Kriterien sich am Schweregrad der jeweiligen Symptome orientieren, d. h. der Therapiewunsch vom Patienten selbst geäußert wird, kann nach objektiven Kriterien eine Behandlung notwendig werden, selbst dann wenn der Patient nach eigenem Dafürhalten nur wenig beeinträchtigt oder belästigt scheint. Dies ist dann der Fall, wenn steigende Restharnmengen die Gefahr einer Blasensteinbildung oder eines Rückstaus des Harns in die Nieren mit Beeinträchtigung der Nierenfunktion erhöhen, gehäuft Infektionen oder Blutungen auftreten oder aber die Gefahr einer akuten Harnverhaltung besteht. Das bedeutet, die Behandlung richtet sich sowohl nach dem Schweregrad der Symptome als auch nach dem Schweregrad der Obstruktion (= Verschluss, Verstopfung, Verlegung eines Hohlorgans, Ganges oder Gefäßes).

## Übersicht über die Therapiestrategie bei BPH

**Leichte Symptome (können vom Patienten toleriert werden)**

| | |
|---|---|
| Leichte Obstruktion: | Beobachtung<br>Selbstmaßnahmen / Diät<br>Phytopharmaka<br>Medikamentöse Therapie |
| Mäßige Obstruktion: | Medikamentöse Therapie<br>Minimal invasive (eindringende) Therapie (z. B. TUMT) |
| Schwere Obstruktion: | Minimal invasive Therapie<br>Chirurgische Therapie |

**Mäßige Symptome (Patient wünscht eine Behandlung)**

| | |
|---|---|
| Leichte Obstruktion: | Medikamentöse Therapie<br>Minimal invasive Therapie |
| Mäßige Obstruktion: | Minimal invasive Therapie<br>Chirurgische Therapie |
| Schwere Obstruktion: | Chirurgische Therapie |

**Schwere Symptome (Patient braucht dringend eine Behandlung)**

| | |
|---|---|
| Leichte Obstruktion: | Medikamentöse Therapie<br>Minimal invasive Therapie<br>Chirurgische Therapie |
| Mäßige Obstruktion: | Chirurgische Therapie |
| Schwere Obstruktion: | Chirurgische Therapie |

## Behandlung mit pflanzlichen Wirkstoffen (Phytopharmaka)

Obwohl es eine Reihe von Berichten über die subjektive Wirksamkeit von pflanzlichen Präparaten gibt, steht der wissenschaftliche Beweis für ihre Effektivität größtenteils noch aus. In den meisten europäischen Ländern werden diese Präparate rezeptfrei angeboten und können im Zuge der Selbstmedikation eingesetzt werden. Dies sollte jedoch nie ohne vorherige Rücksprache mit Ihrem Arzt erfolgen. In den USA zählen diese Präparate zu den Nahrungsmittel-Supplementen. Dadurch ist ihr Preis auch wesentlich niedriger als bei uns. Hauptvertreter sind Extrakte aus Brennnesselwurzeln (Urtica dioica), Sägepalmenfrüchten (Serenoa repens), Roggenpollen und Kürbissamen, sowie die Gruppe der Beta-Sitosterine. Weiters werden Pappelextrakte, Pygeum africanum, eine immergrüne zentralafrikanische Pflanze, die besonders in Frankreich verwendet wird, Weidenröschen (Epilobium), grüner Tee sowie die Inhaltsstoffe von südafrikanischem Sternengras (Hypoxis rooperi) angeboten.

*Brennnessel*

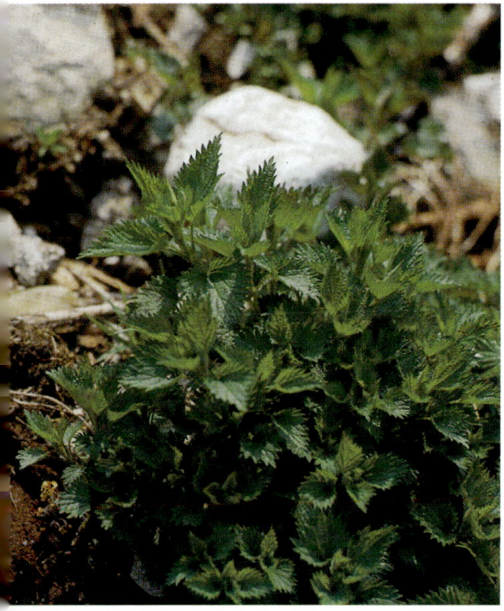

**Naturheilmittel: Wirkungen nicht nachgewiesen!**

Der Wirkmechanismus der meisten Phytopharmaka ist unbekannt. Viele Hersteller argumentieren vage damit, dass sie »die Blase beruhigen« und subjektive Beschwerden lindern. Allen gemeinsam ist aber, dass sie das Wachstum der Prostata nicht nachweislich beeinflussen können. Somit wird das Problem nicht behoben, sondern bestenfalls aufgeschoben.

Bei den **Beta-Sitosterinen** soll beispielsweise der Cholesterin senkende Effekt zumindest teilweise für die Wirksamkeit verantwortlich sein. Diese Vermutung rührt von der Erkenntnis, dass vergrößertes Prostatagewebe relativ mehr Cholesterin enthält als normales. Gängige Präparate enthalten zumeist 10 Milligramm beta-Sitosterin.

Naturheilmittel unter der Lupe.

Um eine messbare Reduktion des Cholesterinspiegels zu erzielen, sind täglich aber 10 Gramm Sitosterin notwendig. Dies entspräche 1.000 Kapseln täglich. Überdies enthält eine normale Vollwertkost täglich mindestens 200 Milligramm Sitosterin, was immerhin noch der Menge von 20 Kapseln entspricht.

**Brennnesselwurzel-Extrakte** wirken entzündungshemmend auf die Prostata. Darüber hinaus scheinen sie einen Eiweißkörper im Blut, das Sexualhormon-bindende Globulin (SHBG) zu beeinflussen, der große Anteile des Testosterons bindet. Damit scheinen sie direkt in den Hormonhaushalt einzugreifen.

*Kürbis: sehr beliebt!*

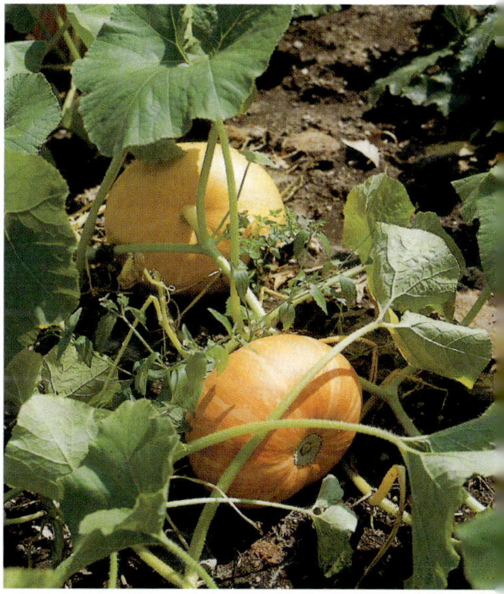

**Kürbissamen-Extrakte** sollen das Wachstum hemmen und den Gewebsdruck herabsetzen. Darüber hinaus sollen sie entzündungshemmend und stärkend auf die Blasenmuskulatur wirken.

**Roggenpollen-Extrakte** wirken ebenfalls entzündungshemmend. Ein Wirkstoff, die Hydroxamidsäure, soll auch das Wachstum bremsen können.

Eingehend untersucht wurden die Inhaltsstoffe der **Sägepalmenfrüchte-Extrakte.** Einer der wichtigsten Effekte ist eine Blockade des Enzyms 5-Alpha-Reduktase, wodurch die Umwandlung von Testosteron in Dihydrotestosteron verhindert wird. Auch die Bindung von DHT an den Androgenrezeptor soll behindert werden. Daneben soll auch die Wirkung des weiblichen Hormons Östrogen auf das Prostatagewebe blockiert werden.

Daneben führt der antiödematöse Effekt zu einer Verringerung der Gewebsflüssigkeit in der Prostata (und damit zur Volumensreduktion) und der entzündungshemmende Effekt beugt Entzündungen der Prostata vor. Man nimmt an, dass die tägliche Dosierung zwischen 200 und 400 Milligramm verteilt auf zwei Tagesdosen beträgt. Die Wirksamkeit wurde in einer Studie an knapp über 300 Patienten untersucht. Ein Drittel wurde völlig beschwerdefrei, bei 60 % verschwand der Restharn, bei 70 % besserte sich das nächtliche Harnlassen und insgesamt 80 % zeigten irgendeine Form der subjektiven Verbesserung.

**Placebo: Nicht unterschätzen.**

So eindrucksvoll diese Daten auch auf den ersten Blick erscheinen mögen, muss man dem entgegenhalten, dass in Studien, wo Placebos (wirkungslose Tabletten) zum Vergleich mit anderen Medikamenten eingesetzt worden waren, selbst diese Placebos bei über 30 % der Patienten eine vorübergehende Wirksamkeit zu haben schienen.

*Muskeln: entspannen!*

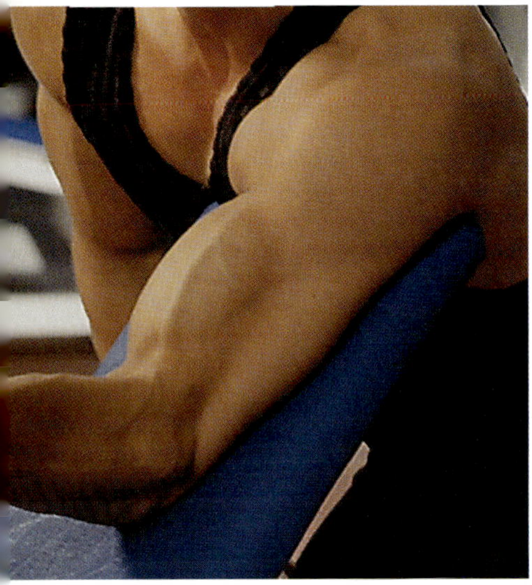

## Behandlung mit Alpha-Blockern

Im unteren Anteil der Harnblase, im Blasenhals (Übergang von Harnblase zur Harnröhre) und in der Prostata selbst finden sich zahlreiche so genannte Alpha-Rezeptoren. Rezeptoren sind Bindungsstellen für körpereigene Substanzen, mit deren Hilfe beispielsweise die Muskelspannung (Tonus) reguliert werden kann. Werden diese Bindungsstellen im Bereich von Harnblase, Blasenhals und Prostata durch geeignete Medikamente (Alpha-Blocker) blockiert, entspannen sich die Muskelfasern, der Tonus wird geringer, der »eiserne« Griff der Prostata um die Harnröhre lockert sich und der Harnfluss verbessert sich.

Die Alpha-Blocker wurden aus Medikamenten gegen den Bluthochdruck weiterentwickelt und sind heute aus der BPH-Behandlung nicht mehr wegzudenken. Der Wirkungseintritt erfolgt rasch, üblicherweise bereits nach ein bis fünf Tagen. Dennoch stellen sie nur eine funktionelle Behandlung dar, müssen andauernd eingenommen werden und verhindern nicht ein weiteres Wachstum der Prostata.

**Ziel: Entspannung!**

Die Nebenwirkungen der neueren Alpha-Blocker sind gering. Senkungen des Blutdrucks, Müdigkeit oder Herzklopfen sind selten. Ebenso selten kann es durch die Entspannung des inneren Schließmuskels dazu kommen, dass bei der Ejakulation der Samen nicht nach außen, sondern nach hinten in die Blase geschleudert wird (retrograde Ejakulation), von wo aus er dann mit dem Harn ausuriniert wird.

*Neue Medikamente wirken!*

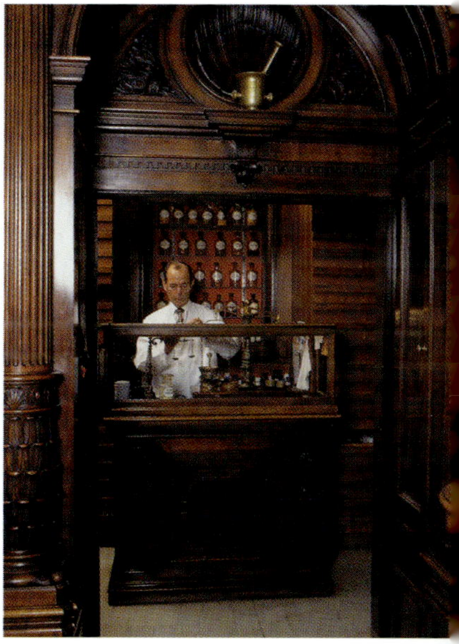

## Behandlung mit dem 5-Alpha-Reduktase-Blocker »Finasterid«

Mit dem Medikament Finasterid steht erstmals eine medikamentöse Behandlung zur Verfügung, die in der Lage ist, die Prostata messbar zu verkleinern. Es verhindert die Bildung von Dihydrotestosteron, indem es das dafür notwendige Enzym, die 5-Alpha-Reduktase, blockiert. Dadurch ist es in der Lage, die Prostata um gut ein Drittel zu verkleinern. Heute weiß man, dass die Erfolgsaussichten besonders bei großen Drüsen mit viel Drüsengewebe besonders gut sind. Der Wirkungseintritt ist allerdings langsam und es dauert mindestens 6 bis 12 Monate, bevor eine spürbare Verbesserung einsetzt. Daraus ergibt sich auch, dass mit dieser Form der Behandlung nicht zu spät begonnen werden sollte. Das Medikament ist teuer, besitzt aber nur geringe Nebenwirkungen, weil es den Blutspiegel von Testosteron nicht verändert. Dadurch kommt es nicht zu den üblichen Nebenwirkungen einer antihormonellen Behandlung, obwohl von ca. 3 % der Patienten über Potenzstörung, Libidoverlust oder Abnahme des Ejakulat-Volumens berichtet wird. Auch nach Langzeitgabe besteht nicht die Gefahr einer Osteoporose. Finasterid verändert auch den PSA-Wert im Blut (siehe Kapitel Prostatakarzinom). Als Faustregel gilt, dass er nach 6 Monaten halbiert wird. Informieren Sie daher Ihren Arzt über eine etwaige Einnahme, damit er bei der Krebsvorsorge nicht durch einen halbierten Wert irregeführt wird.

Neu: Medikamentöse Verkleinerung.

## Behandlung der BPH durch Hormonentzug

Theoretisch könnte die BPH – genauso wie fortgeschrittener Prostatakrebs – auch durch einen Hormonentzug behandelt werden (siehe Kapitel Prostatakrebs), wodurch es zu einer starken Verkleinerung der Prostata kommen würde. Allerdings wird diese Form der Behandlung nur in extrem seltenen Situationen durchgeführt, weil die Nebenwirkungen einer Hormontherapie relativ schwerwiegend und somit bei einer gutartigen Erkrankung wie der BPH nicht zu rechtfertigen sind.

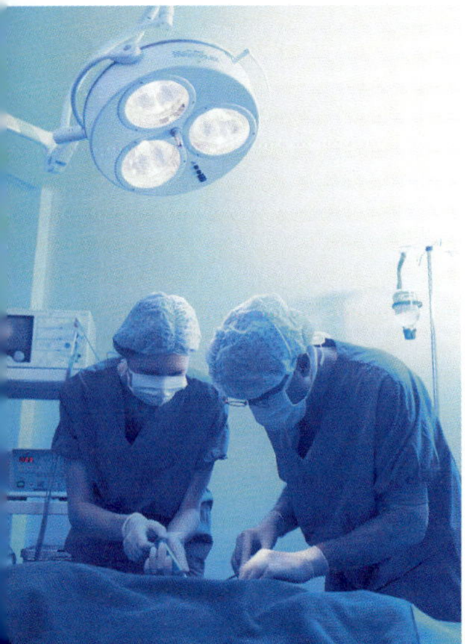

## Chirurgische Behandlung der BPH

Obwohl bei einigen Patienten im Stadium II der BPH eine medikamentöse Behandlung erfolgreich sein kann, muss bei anderen bereits eine chirurgische Behandlung angewandt werden.

Im Stadium III muss praktisch immer operiert werden, zumeist um weitere Verschlechterungen zu verhindern und im Bewusstsein, dass sich einige Symptome nie mehr zur Gänze beseitigen lassen werden.

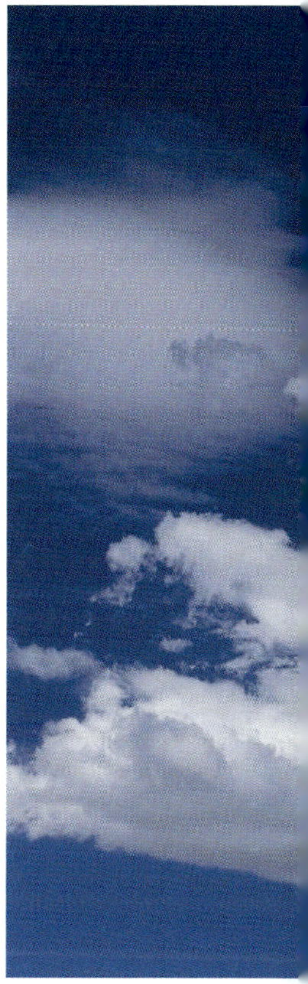

Klare Indikationen für ein operatives Vorgehen sind

- akute Harnverhaltung,
- beidseitige Harnstauung (Hydronephrose),
- chronische oder immer wiederkehrende Harnwegsinfektionen durch Restharn,
- gehäufte Blutungen aus der vergrößerten Prostata,
- Blasensteine,
- Ausstülpungen der Blasenwand (Blasendivertikel).

Die klassischen Formen der Prostatachirurgie umfassen

- die transurethrale Resektion der Prostata (TURP),
- die offene Prostatektomie,
- die transurethrale Einkerbung (Inzision) der Prostata (TUIP).

Daneben gibt es heute eine Reihe von alternativen, so genannten minimal invasiven Methoden wie

- Ballon-Dilatation,
- Prostata-Stent-Implantation,
- Laser-Therapie,
- transurethrale Nadelablation (TUNA),
- transurethrale Mikrowellen-Therapie (TUMT).

## Die transurethrale Resektion der Prostata (TURP)

Die TURP stellt seit mehreren Jahrzehnten bereits den »Goldstandard« in der chirurgischen Behandlung der BPH dar. Allein in den USA werden jährlich rund 400.000 Männer erfolgreich so behandelt und jede andere Methode muss sich an ihrem Erfolg messen.

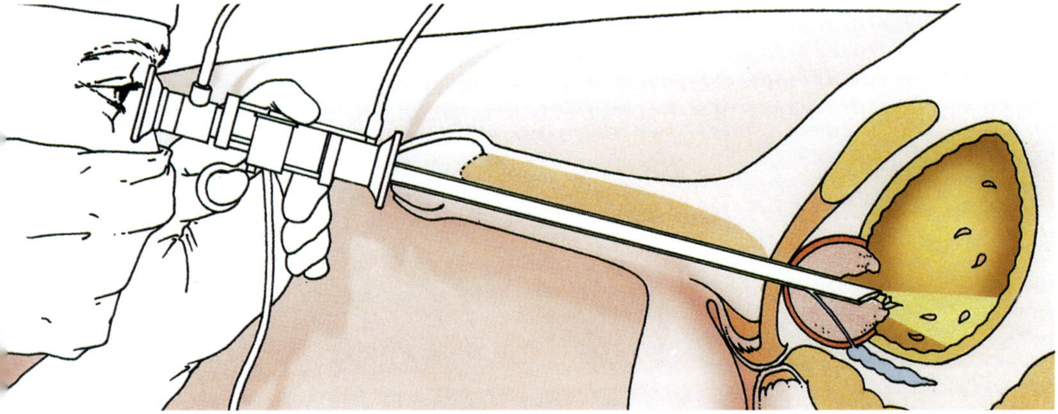

Die Resektion ist heute ein »Routine«-Eingriff.

Die Operation wird entweder in Vollnarkose oder in Lumbalanästhesie (»Kreuzstich«) durch die Harnröhre (transurethral) durchgeführt. Das dazu verwendete Gerät heißt Resektoskop (von »resezieren« = wegschneiden). Dabei werden die vergrößerten Anteile der Prostata mit eine Elektroschlinge unter Sicht stückweise herausgeschnitten und über das Resektoskop abgesaugt. Diese im Volksmund auch »Aushobeln der Prostata« genannte Operationstechnik kann man sich so vorstellen, wie wenn man einen Apfel von innen her aushöhlen würde. Die zurückbleibende Apfelschale entspräche dabei der Außenzone der Prostata (deshalb auch der Name »chirurgische Kapsel«), die bestehen bleibt. Die prostatische Harnröhre, die bei der TURP entfernt wird, bildet sich dann im Zuge der Wundheilung wieder neu aus.

Im Anschluss an die Operation wird für durchschnittlich 3 Tage ein Harnkatheter gelegt, der kleineren Blutungen vorbeugt und die problemlose Blasenentleerung vorübergehend gewährleistet. Nach Entfernung des Katheters wird der Patient nach Hause entlassen; die vollständige Wundheilung selbst dauert jedoch mehrere Wochen.

Eine Sonderform (TUVP) stellt die transurethrale Vaporisation (Verdampfung) der Prostata dar. Dabei wird das Gewebe nicht mit einer Elektroschlinge weggeschnitten, sondern mit einer Walze unter Verwendung sehr hoher Elektroenergie praktisch verdampft.

Ausschlaggebend für die Wahl einer TURP ist die Größe der Prostata. Da die Operationszeit nicht länger als 1 Stunde betragen sollte und durchschnittlich 1,5 Gramm pro Minute entfernt werden können, liegt die Grenze bei ca. 80 Gramm. Größere Drüsen müssen durch eine offene Prostatektomie entfernt werden.

## Offene Prostatektomie

Bei dieser Methode wird über einen kleinen Hautschnitt in der Mitte des Unterbauchs (vom Nabel abwärts) die Harnblase eröffnet und die vergrößerten Anteile der Prostata werden nach Einschneiden der Schleimhaut vorsichtig mit dem Finger praktisch herausgeschält. Anschließend wird der Schleimhautrand genäht und die Blase wieder verschlossen. Auch hier wird ein Harnkatheter eingelegt, der jedoch bis zum Verheilen der Blasenwunde durchschnittlich 1 Woche belassen werden muss.

**Die Prostata-Operation hat keinen Einfluss auf die Potenz.**

Die Prostataoperation hat normalerweise keinen Einfluss auf die Potenz des Mannes. Nur selten wird hinterher von Potenzstörungen berichtet, deren Zusammenhang mit der Operation aber eher zweifelhaft ist. Allerdings kommt es bei beiden Arten nach der Operation üblicherweise zu einer so genannten »trockenen Ejakulation«.

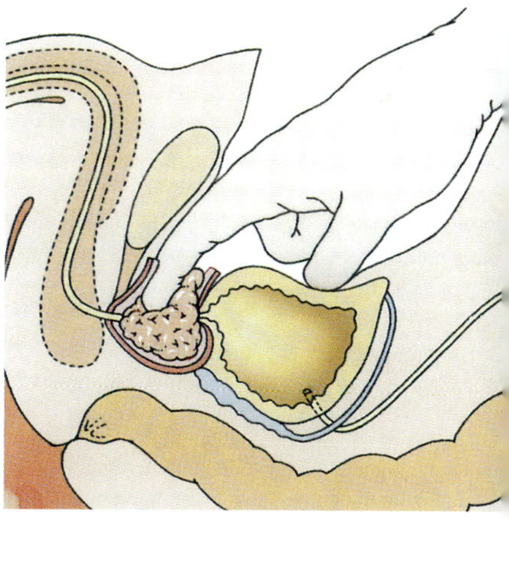

Das bedeutet, dass der Samenerguss nicht mehr nach vorne außen, sondern nach rückwärts in die Harnblase erfolgt, von wo er beim nächsten Harnlassen ausuriniert wird.

Will man das vermeiden und ist die Prostata eher klein – wir sprechen in diesem Zusammenhang dann eher von einer Blasenhalsenge – bietet sich als Alternative die transurethrale Einkerbung oder Inzision (TUIP) an.

**Transurethrale Inzision der Prostata (TUIP)**

Alle Arten der Operationen sind sehr sicher.

Dabei wird – ähnlich wie bei der TURP – durch die Harnröhre und ebenfalls unter Sicht die Prostata an bestimmten Stellen eingekerbt, ohne dass Gewebe oder Gewebsteile entfernt werden. Die Wirksamkeit ergibt sich praktisch aus einem Auseinanderklappen der eingekerbten Prostataanteile. Auch hierbei wird anschließend ein Harnkatheter für durchschnittlich 3 Tage angelegt. Die Wundheilung ist gemäß der kleineren Wundfläche entsprechend kürzer.

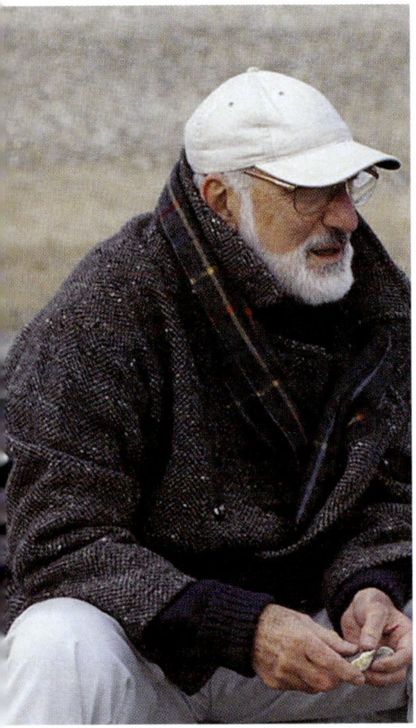

Sämtliche Arten der Prostataoperation sind bis ins hohe Alter sehr sicher. Die Rate an leichten Komplikationen liegt zwischen 5 und 10 %. Unabdingbare Voraussetzungen sind aber die Narkosetauglichkeit des Patienten und eine normale Blutgerinnung. Medikamente, die die Blutgerinnung in irgendeiner Form hemmen (z. B. aspirinhaltige Präparate), müssen rechtzeitig abgesetzt werden. Zu den häufigsten Komplikationen zählen Blutungen, Harnwegsinfektionen und Verengungen der Harnröhre. Letztere sind durch die Weiterentwicklung der Resektoskope selten geworden. Vorübergehender ungewollter Harnverlust (Inkontinenz) kann seltenerweise bei starkem Harndranggefühl (hervorgerufen durch die Wundfläche) kurze Zeit nach der Operation vorkommen, Verletzungen des Schließmuskels mit bleibender Inkontinenz dürfen bei sorgfältiger Durchführung der Operation hingegen nicht passieren.

Vorsicht ist auch geboten, wenn zusätzliche – zumeist neurogene – Störungen der Harnblase wie beispielsweise bei Morbus Parkinson bereits bestehen. Dann erhöht sich nämlich die Gefahr einer Inkontinenz, weshalb bei diesen Patienten die Entscheidung zur Operation erst nach sorgfältiger Abwägung von Nutzen und Risiko getroffen werden darf.

Selten können viele Jahre nach einer Prostataoperation gutartige Anteile wieder nachwachsen und eine neuerliche Operation notwendig machen.

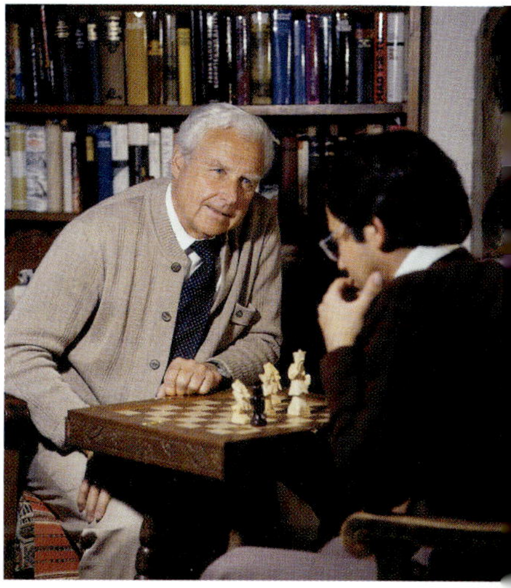

### Wie soll sich der Patient nach einer Prostataoperation verhalten?

Auch wenn Sie nach transurethralen Operationen nach außen hin keine Wunde oder Narbe sehen können, dürfen Sie nicht vergessen, dass im Inneren eine gar nicht so kleine Wundfläche (denken Sie an den ausgehöhlten Apfel!) besteht, die mehrere Wochen bis zur vollständigen Abheilung braucht.

Übermäßige körperliche Belastungen und sportliche Aktivitäten sind für mindestens 6 Wochen zu unterlassen. Verzichten Sie während dieser Zeit auch auf sexuelle Aktivitäten. Heiße Bäder können eine Blutung auslösen und sollten ebenfalls unterbleiben. Trinken Sie ausreichend Flüssigkeit (mindestens 2 Liter täglich), aber vermeiden Sie weitestgehend Alkohol. Zitrussäfte reduzieren den Säuregehalt des Harns und begünstigen dadurch Harnwegsinfektionen. Dasselbe gilt für pure Milch.

**Nach der Operation: Schonen!**

Sollten sich zunehmende Beschwerden beim Harnlassen entwickeln, Sie stärkere Blutungen, Fieber, Schüttelfrost oder Schmerzen im Dammbereich bekommen, dann ist ein sofortiges Aufsuchen Ihres Urologen unbedingt erforderlich.

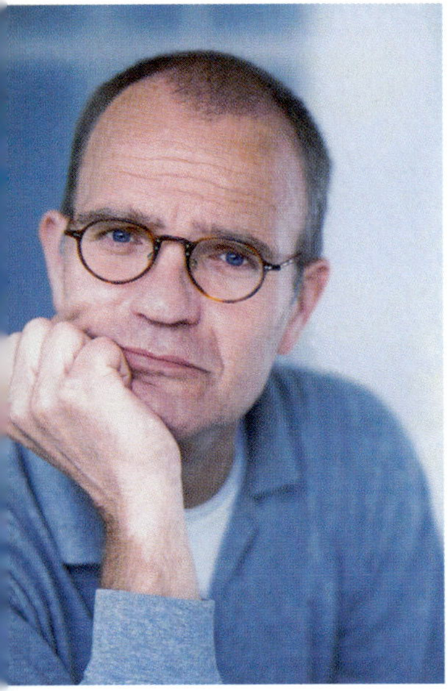

Längstens nach 3 Monaten ist der Heilungsprozess abgeschlossen und Sie können wieder Ihren gewohnten körperlichen Aktivitäten nachgehen.

Eines sollten Sie aber noch bedenken! Bei Operationen wegen BPH bleibt die Außenzone der Prostata stets erhalten. Prostatakrebs entwickelt sich hauptsächlich (in ca. 85 %) in dieser Außenzone, die vorangegangene Operation wegen BPH bietet somit keinen Schutz vor Prostatakrebs. Vergessen Sie daher nicht auch weiterhin eine jährliche Prostatakrebs-Vorsorgeuntersuchung (siehe später) durchführen zu lassen !

## Alternative Behandlungsmethoden

Während der letzten 15 bis 20 Jahre wurde eine Reihe von alternativen Behandlungsmethoden mit dem Ziel entwickelt, die klassischen Operationsverfahren zu ersetzen. Manche dieser Methoden wurden bereits wieder verlassen, viele befinden sich immer noch in einem experimentellen Stadium. Der Grund dafür ist, dass die Lebenserwartung des Mannes kontinuierlich zunimmt und die operativen Voraussetzungen mit steigendem Alter etwas schlechter werden. Mit anderen Worten: Das Operationsrisiko steigt und weniger belastende Alternativen müssen gesucht werden. Dazu kommt, dass unter Umständen medikamentöse Therapieformen nach Jahren ihre Wirksamkeit verlieren können und der Operationszeitpunkt dadurch in ein noch höheres Alter verlagert wird.

**Mit steigendem Alter wird das Operationsrisiko etwas höher!**

Das Prinzip dieser Methoden beruht entweder auf ihrer rein mechanischen Wirkung (Ballondilatation, Urethrastent), d. h. durch Verdrängen der vergrößerten Prostataanteile oder auf der Tatsache, dass große Hitze zu einer Schrumpfung des Prostatagewebes führt, was letztlich zu einer Verbesserung des Harnflusses führt.

## Ballondilatation

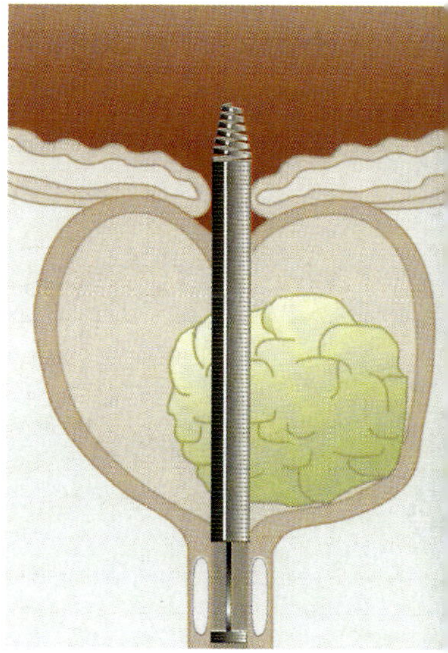

*Kleine Schienen halten die Harnröhre offen.*

Dilatation bedeutet Aufdehnung. Dazu wird unter örtlicher Betäubung ein spezieller Katheter mit einem Ballon in die Harnröhre eingeführt und für kurze Zeit aufgeblasen. Der dadurch von innen her entstehende Druck auf die Prostata erweitert die prostatische Harnröhre und erleichtert in Folge das Harnlassen. Im Gegensatz zu den guten Erfahrungen mit der Aufdehnung von verengten Herzkranzgefäßen hat sich dieses theoretisch bestechende Konzept in der urologischen Praxis aber nicht bewährt und wird heute auch nicht mehr durchgeführt. Es zeigte sich nämlich, dass die Wirkung nur von sehr kurzer Dauer ist. Darüber hinaus kommt es häufig zu schweren Blutungen. Vernarbungen bewirken dann eher eine Verschlechterung als Verbesserung.

## Prostatastents

Stents sind innere Schienungen, die verengte Harnröhrenabschnitte überbrücken sollen und aus funktioneller Sicht die Aufgabe eines Harnröhrenkatheters erfüllen. Verwendet werden Spiralen oder maschendrahtartige Röhrchen, die sich bei Körpertemperatur bis auf einen bestimmten Durchmesser ausdehnen und dadurch die Harnröhre offen halten. Wenngleich dadurch fallweise ein Dauerkatheter vermieden werden kann, sind die Komplikationen nicht unbeträchtlich. So können Beläge entstehen (Inkrustationen), die die Öffnung einengen, sowie Blutungen und Harnwegsinfekte auftreten.

Manchmal verändern sie auch ihre Lage (Dislozierung) und führen dann zu Inkontinenz oder erfüllen nicht mehr ihre Funktion. In vielen Fällen ist auch der Reiz eines solchen Fremdkörpers für den Patienten unerträglich.

**Fremdkörper wie Stents werden nicht immer vertragen.**

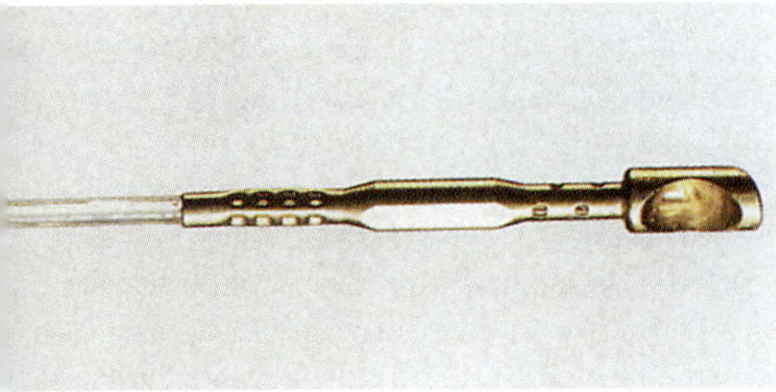

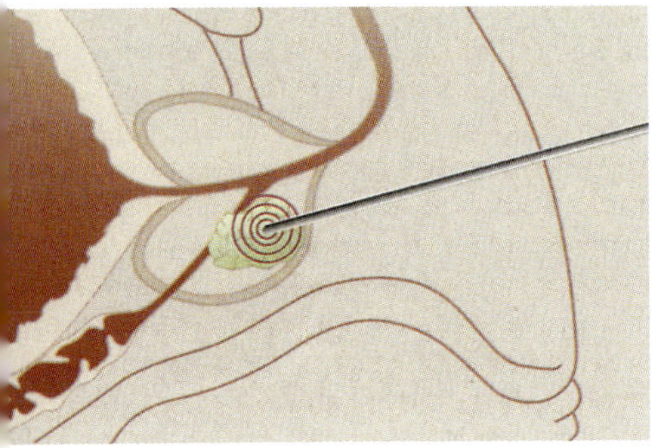

## Laser-Therapie

Der Begriff »Laser« übt auf viele Menschen eine starke Faszination aus und man verbindet damit automatisch höchsten technischen Standard und Fortschritt.

Sensationelle Berichte in diversen Illustrierten über die vermeintlichen Vorteile verstärken dieses Gefühl und oft ist man als Urologe mit der alles entscheidenden Frage konfrontiert, ob man die Laser-Methode wohl selbst auch anbietet.

Laser-Licht ist gebündeltes Licht, von dem eine hohe Energie ausgeht. Diese Energie führt zu einer starken Hitzeentwicklung, die zur Zerstörung von Eiweiß und somit quasi zur Verdampfung des Gewebes genutzt werden kann.

Zur Behandlung der BPH werden zwei verschiedene Systeme verwendet. Beim interstitiellen Laser wird die Laser-Sonde an mehreren Stellen von der Harnröhre aus unter Sichtkontrolle in die Prostata eingestochen (interstitieller Laser). Die Hitzeentwicklung bewirkt dann nach einiger Zeit eine Schrumpfung des Gewebes.

**Laser: verdampft das Gewebe.**

Beim Aufsicht-Laser werden – ebenfalls unter Sichtkontrolle – die Harnröhre und die Prostata durch das einstrahlende Laser-Licht schrittweise zerstört. Der Nachteil dabei ist, dass das zerstörte Gewebe sukzessive über einen langen Zeitraum hinweg abgestoßen wird.
Während dieser Zeit ist ein Harnlassen ohne Katheter kaum möglich. Der Vorteil beider Methoden wird von den Betreibern in der geringeren Blutungsgefahr gesehen – ob sie eine gekonnte TURP ersetzen können, ist eher fraglich.

## Transurethrale Nadelablation (TUNA)

Das Prinzip der TUNA ist ähnlich wie beim interstitiellen Laser. Allerdings werden ins Gewebe zwei Nadeln gleichzeitig eingestochen, zwischen denen Radiofrequenzenergie aus einem eigenen Generator fließt.

Die Gewebszerstörung basiert ebenfalls auf der Hitzeentwicklung zwischen den beiden Nadeln. Der Eingriff kann in örtlicher Betäubung erfolgen, ist weitestgehend komplikationslos und somit bestens für Patienten mit schlechtem Allgemeinzustand bzw. hohem Narkoserisiko geeignet. Bis zum Wirksamwerden der Gewebsverkleinerung ist ebenso ein Harnkatheter notwendig.

## Transurethrale Mikrowellentherapie (TUMT)

Auch die TUMT basiert auf dem Prinzip der Gewebserhitzung. Bei dieser Methode wird ein spezieller Katheter mit einer Mikrowellensonde so in die Harnröhre eingelegt, dass die Mikrowellensonde genau in der prostatischen Harnröhre zu liegen kommt. Um den Mastdarm vor Überhitzung und Schäden zu bewahren, wird eine Temperatur-Sonde eingelegt, die mit dem Mikrowellengenerator verbunden ist. Ein spezielles Computerprogramm steuert die gesamte Anlage, die Behandlung dauert ca. 1 Stunde und kann ohne Narkose durchgeführt werden. Bis zum Wirkungseintritt kann ein Katheter notwendig werden.

**Neue Technologien werden ständig weiterentwickelt.**

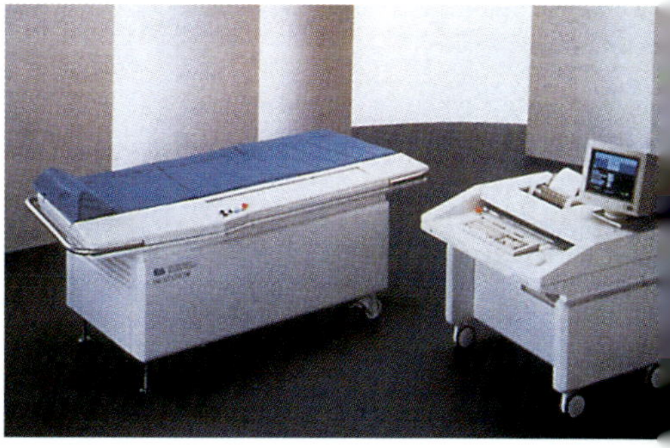

Weltweit wird unermüdlich an Verbesserungen der einzelnen Techniken gearbeitet und laufend werden neue Methoden entwickelt. Alle diese Bemühungen verfolgen ein gemeinsames Ziel, nämlich die Behandlung der BPH möglichst effektiv und dabei für den Patienten so sicher und angenehm wie nur

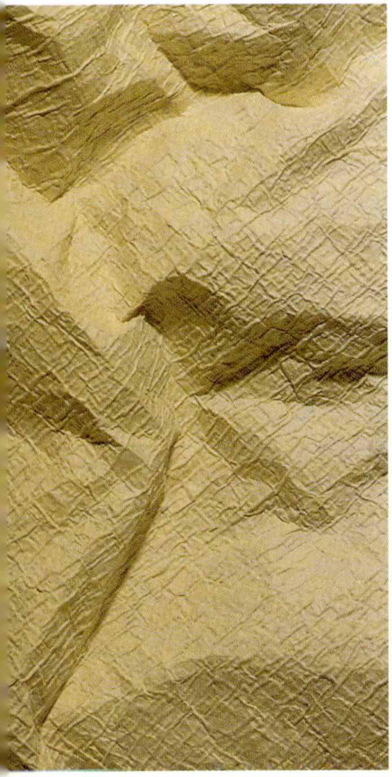

möglich zu gestalten. Nicht jede Methode ist für jeden Patienten gleich gut geeignet. Unterschiede im Schweregrad der Erkrankung und der Symptome, unterschiedliche Voraussetzungen was die Zumutbarkeit der einzelnen Behandlungsmethoden anbelangt sowie unterschiedliche Bedürfnisse und Erwartungen des Einzelnen verlangen mitunter eine individuelle Therapieplanung und bisweilen ist das Einholen einer »zweiten Meinung« ratsam.

Die meisten der heute zur Verfügung stehenden Methoden, seien sie medikamentös oder operativ, sollten aber in der Lage sein, den permanenten Harnkatheter als »Dauerlösung« (Dauerkatheter) weitestgehend zu vermeiden.

# Das Prostatakarzinom

## Was ist Krebs?

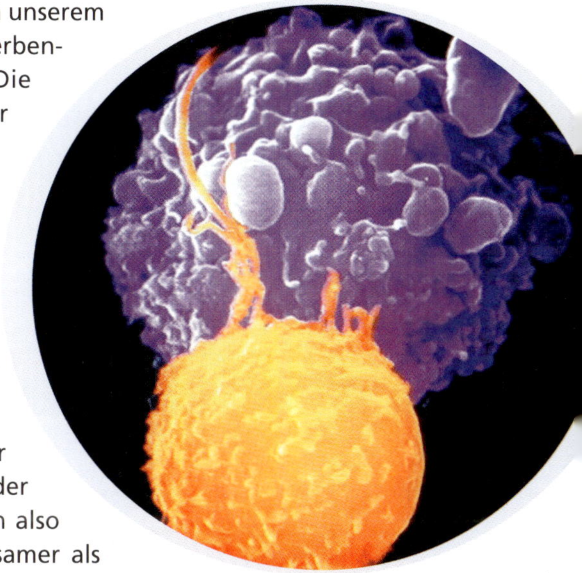

Unter normalen Bedingungen herrscht in unserem Körper ein Gleichgewicht zwischen absterbenden und nachwachsenden Zellen. Die Gesamtzahl der Zellen bleibt so mehr oder weniger konstant. Dieses Gleichgewicht ist bei Krebs gestört. Einfach ausgedrückt ist Krebs eine Kombination aus überschießendem, unkontrolliertem Zellwachstum und gestörtem Zelltod. Die meisten Zellen unseres Körpers haben eine vorherbestimmte Lebensspanne, die durch einen geplanten Zelltod beendet wird. Wir sprechen dabei von programmiertem Zelltod oder der Apoptose, die bei Krebs gar nicht oder zu langsam erfolgt. Krebszellen wachsen also schneller als normale und sterben langsamer als sie das eigentlich tun sollten.

Dazu kommt, dass die Kommunikation der einzelnen Zellen untereinander gestört ist, sie »hören nicht mehr aufeinander«. Das führt dazu, dass Krebszellen sich nicht mehr an die normalen Organgrenzen halten, ungebremst weiterwuchern und sich auch aus dem normalen Zellverband herauslösen, um sich an anderen Stellen des Körpers auszubreiten. Wir sprechen bei diesen Tochtergeschwülsten von Metastasen.

Krebszellen kennen keine Grenzen!

Prostatakrebs ist nur ein Krebs von vielen verschiedenen Krebsarten, die sich im menschlichen Körper bilden können. Alle diese Krebsarten haben in grundlegenden Eigenschaften gewisse Ähnlichkeiten. Prostatakrebs hat aber eine Reihe spezifischer Eigenschaften, die ihn einzigartig erscheinen lassen.

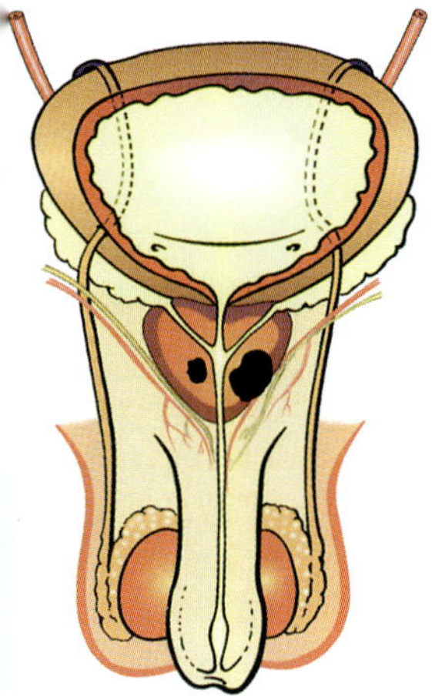

## Was ist Prostatakrebs?

Prostatakrebs ist eine bösartige Wucherung, die unbehandelt meistens zum Tod des Patienten führt. Sie beginnt vornehmlich in der Außenzone der Prostata. Mit zunehmendem Wachstum kann diese Wucherung auch auf die inneren Zonen übergreifen und den Harnfluss blockieren. Frühestens dann ist mit Symptomen zu rechnen. Wie bei allen anderen Krebsarten auch kann die Organgrenze überschritten werden (lokal fortgeschrittener Prostatakrebs) und die Krankheit sich im ganzen Körper in Form von Metastasen ausbreiten (systemisierter oder disseminierter Prostatakrebs). Frühe Stadien von Prostatakrebs machen üblicherweise keine Symptome oder Beschwerden. Bei fortschreitendem Wachstum kann es durch die Einengung der Harnröhre zu Problemen beim Harnlassen kommen, wie wir sie auch von der BPH kennen. Die BPH hat aber nichts mit Prostatakrebs zu tun, weder begünstigt sie ihn noch schützt sie davor. Dennoch kann ein Mann beide Erkrankungen gleichzeitig haben.

**In frühen Stadien macht Krebs leider keine Beschwerden.**

## Ursachen des Prostatakrebses

Wie bei den meisten soliden Krebsarten ist auch die Ursache des Prostatakrebses weitestgehend unbekannt. Allerdings kennen wir einige Risikofaktoren, die die Wahrscheinlichkeit zu erkranken erhöhen.

Zu diesen Risikofaktoren zählen:

- Testosteron
- Alter
- Familiäre Vorbelastung
- Ernährung und Umwelt

**Testosteron**

Das Vorhandensein des männlichen Geschlechtshormons Testosteron ist eine der Grundvoraussetzungen für die Entstehung von Prostatakrebs. Es ist bekannt, dass bei Entfernung der Hoden, die die Hauptproduktionsstätte des Testosterons sind, vor der Pubertät (Eunuchen) sich kein Prostatakrebs im späteren Leben bildet.

**Alter**

Prostatakrebs ist eine Erkrankung des höheren Lebensalters und wird vor dem 45. Lebensjahr nur selten beobachtet. Mit zunehmendem Alter wird Prostatakrebs jedoch immer häufiger. Man könnte sagen, dass jeder Mann Prostatakrebs bekommen würde, wenn er nur alt genug werden würde.

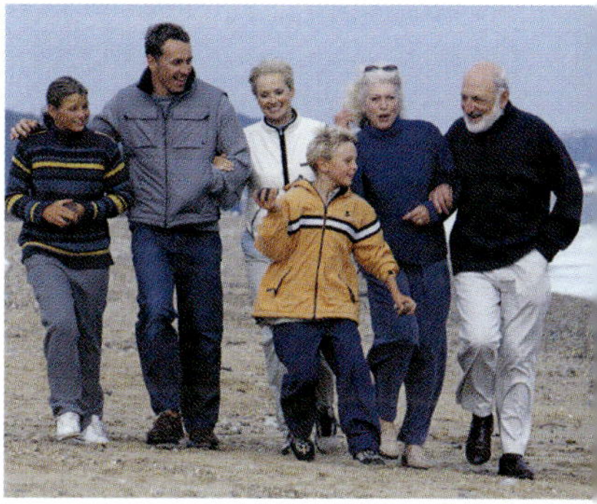

**Familiäre Vorbelastung**

Ist Prostatakrebs innerhalb einer Familie bereits einmal aufgetreten, verdoppelt sich das Risiko für jeden weiteren männlichen Nachkommen. Sind aber zwei oder mehrere Erkrankungsfälle in einer Familie bei Verwandten ersten Grades schon aufgetreten, erhöht sich für die übrigen Nachkommen das Risiko um das 8,8fache. Trotz dieser Häufungen von Prostatakrebs in manchen Familien ist Prostatakrebs im engeren Sinn nicht vererblich.

**Die Familiengeschichte ist für die Risikobeurteilung wichtig.**

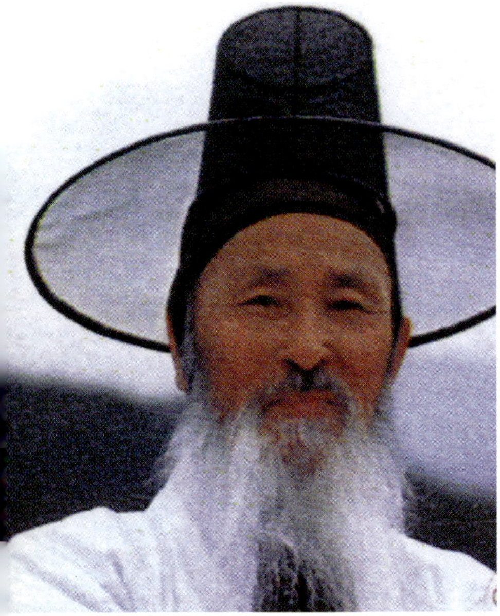

## Ernährung und Umwelt

Der Einfluss von Ernährung und Umwelt auf die Entstehung von Prostatakrebs ist noch nicht gänzlich geklärt und wird weltweit gerade intensiv untersucht. Eine Vielzahl von einzelnen Beobachtungen lässt jedoch einen sehr großen Einfluss vermuten.

Die Häufigkeit von Prostatakrebs unterliegt sehr großen geographischen Schwankungen. Afroamerikaner haben z. B. weltweit die höchste Erkrankungsrate (Inzidenz), während Männer aus Südostasien (Japaner, Chinesen) nur sehr selten erkranken. Wenn nun aber Japaner oder Chinesen in die USA auswandern, dann gleicht sich das Erkrankungsrisiko sehr rasch, nämlich innerhalb einer einzigen Generation, an die jeweilige Risikolage des Ziellandes an.

Japaner, Chinesen erkranken seltener an Prostatakrebs.

Auch innerhalb von Europa bestehen große Unterschiede in der Erkrankungsrate. Während in Bulgarien, Italien und Griechenland Prostatakrebs eher selten auftritt, hat Schweden die mit Abstand höchste Rate an Erkrankungen. Österreich und Deutschland liegen im oberen Mittelfeld.

Auch die Sonneneinstrahlung hängt mit der Erkrankungshäufigkeit zusammen. Je weiter man in den Süden kommt, d. h. je mehr UV-Licht einwirkt, desto seltener wird Prostatakrebs. Man nimmt an, dass die Ursache dafür das Vitamin D ist, welches mit Hilfe von UV-Licht gebildet wird und uns vor Prostatakrebs praktisch schützt.

Weitere Hinweise auf Ernährungseinflüsse und Ratschläge für eine gesunde »Prostatadiät« finden Sie im Kapitel »Ernährung und Prostata«.

## Wie häufig ist Prostatakrebs?

Die Problematik des Prostatakrebses hat in den letzten Jahren zahlenmäßig stark zugenommen. So hat die Anzahl der jährlichen Neuerkrankungen in den USA sich in den letzten 20 Jahren mehr als verdreifacht. Auch die Zahl der Todesopfer (Mortalität) hat sich im selben Zeitraum praktisch verdoppelt. Sprechen wir vom »Kampf gegen den Krebs«, dann trifft der Begriff Kampf die Sache am besten, weil Prostatakrebs in den USA schon längst die Dimensionen eines Krieges angenommen hat. In den vielen Jahren des Vietnam-Krieges haben 47.393 amerikanische Männer ihr Leben verloren und im Korea-Krieg waren es 33.667. Weniger bekannt ist aber, dass allein im letzten Jahr 41.000 Amerikaner an Prostatakrebs gestorben sind.

Unser Risiko: 10 %.

In Europa sind die Verhältnisse nicht anders. Tag für Tag sterben in der Europäischen Union 247 Männer an Prostatakrebs, das sind mehr als 90.000 pro Jahr oder alle 6 Minuten einer.

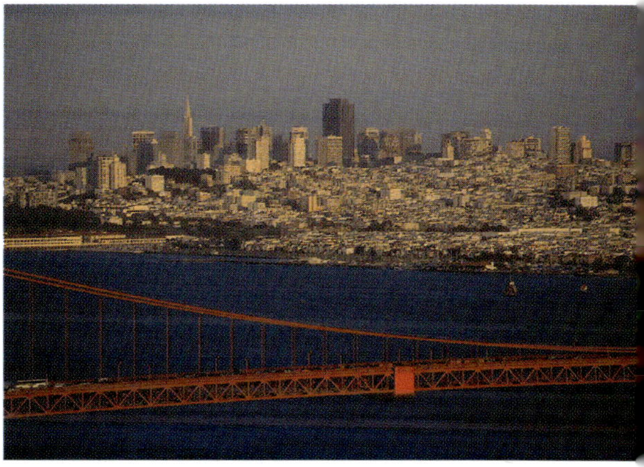

Grundsätzlich ist es so, dass in Österreich oder in Deutschland das Risiko an Prostatakrebs zu erkranken 10 % ausmacht. Das bedeutet, dass jeder 10. Mann im Laufe seines Lebens damit rechnen muss. Wenn Sie sich ein Fußballstadion mit 50.000 begeisterten Fußballfans vorstellen, dann bedenken Sie auch, dass 5.000 von ihnen irgendwann im Laufe ihres Lebens erkranken werden.

Die starke Zunahme der Erkrankungsfälle geht größtenteils auf die immer höher werdende Lebenserwartung zurück. Berechnungen zufolge wird sich die Zahl der Männer, die älter als 65 Jahre sind, innerhalb der Europäischen Union in den nächsten 20 Jahren von derzeit rund 30 Millionen auf über 62 Millionen mehr als verdoppeln.

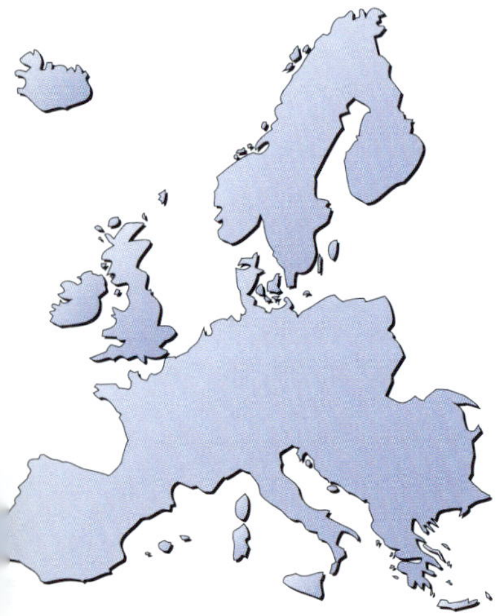

Sinngemäß wird die Zahl der Prostatakrebstoten pro Jahr auf über 120.000 ansteigen. Das lässt erkennen, dass Prostatakrebs in Zukunft auch ein enormes volksgesundheitliches und volkswirtschaftliches Problem werden wird.

## Wie kann das Problem »Prostatakrebs« entschärft werden?

Prinzipiell gibt es drei Möglichkeiten, die Sterblichkeit (Mortalität) einer Erkrankung zu senken:

**Verringerung der Inzidenz:**

Man könnte beispielsweise verhindern, dass die Erkrankung überhaupt auftritt. Voraussetzung dafür wäre, dass die Ursache genau bekannt und vermeidbar ist. Als klassisches Beispiel dafür denke man an den Zusammenhang zwischen Rauchen und Lungenkrebs. Dies trifft auf Prostatakrebs derzeit nicht zu, wenngleich durch diätetische Maßnahmen langfristig ein Erfolg möglich und denkbar wäre.

Zunahme der Prostatakrebs-Erkrankungen in der EU: 2000: 30 Mio., 2020: 62 Mio. Männer älter als 65 Jahre.

**Verbesserung der Therapie später Stadien:**

Denkbar wäre auch, dass eine Behandlung gefunden wird, die selbst bei späten Stadien eine Heilung ermöglicht, sodass der Zeitpunkt der Diagnosestellung bedeutungslos würde. Trotz intensiver Forschung ist dies für Prostatakrebs in den nächsten Jahren nicht zu erwarten.

**Vorsorge und Früherkennung:**

Somit bleibt als letzte Möglichkeit ein rechtzeitiges Erkennen von Prostatakrebs, d. h. die Erkrankung muss zu einem so frühen Zeitpunkt erkannt werden, dass eine Heilung noch möglich ist. Diese Chance besteht für Prostatakrebs, setzt aber eine regelmäßige Vorsorgeuntersuchung voraus.

Verglichen mit anderen Vorsorgeuntersuchungen ist die Prostatakrebsvorsorge einfach und nicht belastend. Sie basiert auf einer Betastung der Prostata und einer Blutabnahme zur Bestimmung des Prostata spezifischen Antigens (PSA).

Je höher das PSA, desto größer das Krebsrisiko.

## Prostata spezifisches Antigen (PSA) – Was ist das?

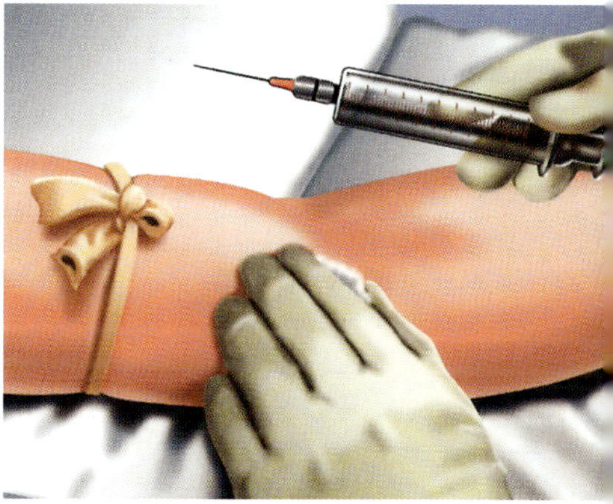

PSA ist ein Eiweiß, das von allen Zellen des Drüsengewebes der Prostata gebildet wird. Seine natürliche Aufgabe ist es den Samen des Mannes flüssig zu halten, dem es beigemengt wird. Kleine Mengen treten aber auch in das Blut über, wo es gemessen werden kann. Die Angabe erfolgt dabei in Nanogramm pro Milliliter (ng/ml).

PSA wird hauptsächlich zur Diagnose und Therapieüberwachung von Prostatakrebs verwendet. Da es aber im Blut eines jeden Mannes vorkommt, mussten willkürlich verschiedene Grenzwerte festgelegt werden, die als »normal« oder »erhöht« bezeichnet werden. Diese Grenzwerte hängen mit dem Alter des Mannes zusammen (siehe nachfolgende Tabelle).

**Normalwerte von PSA in Abhängigkeit vom Alter (nach Oesterling)**

| Alter (Jahre) | PSA (ng/ml) |
|---|---|
| – 50 | bis 2,5 |
| 51 – 60 | bis 3,5 |
| 61 – 70 | bis 4,5 |
| 71 – | bis 6,5 |

Jeder PSA-Wert, der höher als diese Grenzwerte ist, muss prinzipiell zur genauen Untersuchung führen. Allerdings bedeutet nicht jede PSA-Erhöhung auch zwingend die Diagnose Prostatakrebs, weil eine Reihe von anderen (gutartigen) Ursachen ebenfalls eine Erhöhung nach sich ziehen kann. Wir sprechen in diesem Zusammenhang von »falsch positiven« Werten.

## PSA und Tastbefund

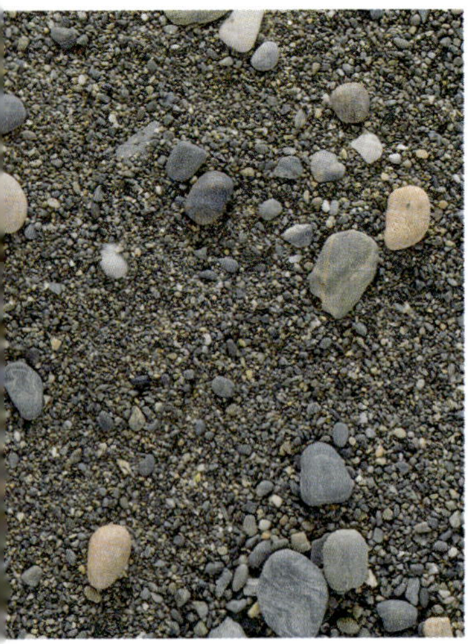

Die häufigsten gutartigen Ursachen für eine PSA-Erhöhung sind:

- BPH
- Prostatitis
- Ejakulation
- Manipulationen an der Prostata (Biopsie)

PSA allein kann also niemals Prostatakrebs diagnostizieren. Es hilft lediglich jene Männer zu finden, die weitere Untersuchungen (siehe Prostatabiopsie) brauchen. Wir können aber anhand von PSA und Tastbefund erkennen, wie hoch das Risiko ist, dass ein Mann an Prostatakrebs erkrankt ist.

**Risiko für Prostatakrebs (nach Cooner):**

| **Tastbefund** | **PSA -Wert** | | |
|---|---|---|---|
| | *0 – 4 ng/ml* | *4 – 10 ng/ml* | *mehr als 10 ng/ml* |
| normal | gering | mittel | hoch |
| verdächtig | mittel | hoch | hoch |

Grundsätzlich gilt, dass mit zunehmender Höhe des PSA die Wahrscheinlichkeit für Prostatakrebs zunimmt. Bei leicht erhöhten Werten kann es notwendig werden, zusätzliche Informationen zu sammeln. Dazu gehören die Größe der Prostata, die Veränderung des PSA-Wertes mit der Zeit (PSA velocity) oder die Bestimmung von »freiem PSA«. Letzteres ist eine spezielle Form von PSA, die bei Prostatakrebs in geringerer Menge gebildet wird als bei gutartigen Erkrankungen. Sie wird in Prozent vom Gesamt-PSA angegeben. Je niedriger dieser Prozentsatz ist, desto stärker wird der Krebsverdacht.

**PSA-Wert zur Einschätzung des Krebsrisikos.**

Im Umgang mit PSA muss auch bedacht werden, dass die angegebenen Normalwerte nur für Männer gelten, die wegen gutartiger Vergrößerung ihrer Prostata noch keine Behandlung erhalten haben.

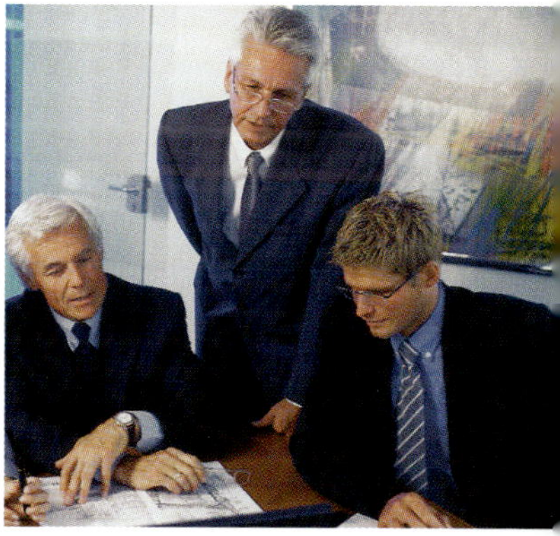

Wird eine BPH mit Finasterid behandelt (siehe S. 43), dann sinken die PSA-Werte innerhalb eines halben Jahres um ca. 50 %. Nach Operationen der Prostata sind die Werte auch niedriger anzusetzen, wenngleich es in dieser Situation zur Zeit keine wissenschaftlich begründeten Richtwerte gibt. Andererseits haben Alpha-Blocker keinen Einfluss auf den PSA-Wert.

## Die PSA-Bestimmung: Wer?, Wann?, Wie oft?

**PSA-Kontrolle ab dem 40. Lebensjahr.**

Die Messung des PSA-Wertes bei der Abklärung von Beschwerden, die von der Prostata herrühren können, gehört heute zur routinemäßigen Vorgangsweise. Darüber hinaus empfehlen die meisten urologischen Fachgesellschaften eine regelmäßige (jährliche) Bestimmung von PSA bei beschwerdefreien Männern über 50 Jahre zum Zwecke der Früherkennung von Prostatakrebs. Bei besonders gefährdeten Männern, bei denen Prostatakrebs innerhalb der Familie schon einmal aufgetreten ist, sollte die Messung bereits ab dem 40. Lebensjahr durchgeführt werden. Daraus ergibt sich ein einfaches Schema zur Früherkennung:

### Schema zur Früherkennung von Prostatakrebs:

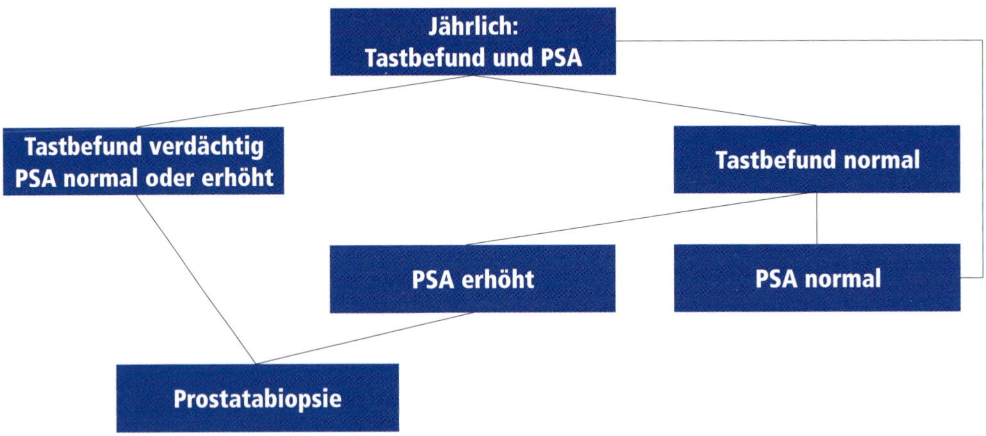


Dieses einfache Schema zur Früherkennung stellt natürlich nur eine grobe Orientierungshilfe dar und unter bestimmten Bedingungen können Abweichungen notwendig sein. Dies ist vor allem dann der Fall, wenn bereits eine oder mehrere Biopsien durchgeführt wurden, deren Ergebnis aber negativ war. Um den Patienten dann nicht mit allzu häufigen Biopsien zu belasten, empfiehlt sich eine eher kurzfristige Kontrolle von PSA in drei- bis sechsmonatigen Abständen.

## Prostatabiopsie

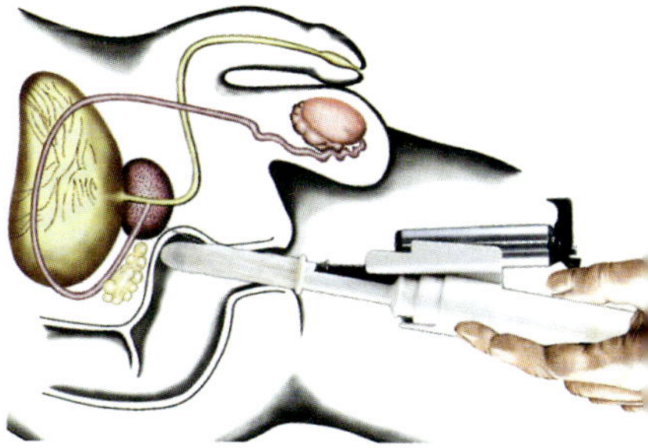

Die Prostatabiopsie (Gewebsentnahme aus der Prostata) wird heute ambulant durchgeführt, dauert nur wenige Minuten, ist kaum schmerzhaft und äußerst komplikationsarm. Die Wahrscheinlichkeit einer Komplikation liegt im Promille-Bereich.

**Vor der Punktion ist auf Folgendes zu achten:**

**Vor der Biopsie: keine Antirheumatika, kein Aspirin!**

1. Sie sollten am Tag der Punktion Stuhl gehabt haben, damit der Mastdarm gut entleert ist.
2. Ihr Arzt wird Ihnen ein Antibiotikum zur Vorbeugung gegen Infektionen geben.
3. Die Einnahme von Aspirin, Antirheumatika und anderen blutgerinnungshemmenden Medikamenten sollte unbedingt vermieden werden, um keine unnötigen Blutungen zu provozieren.

**Was nach der Punktion zu beachten ist:**

1. Nehmen Sie das Antibiotikum so lange wie es Ihr Arzt verordnet hat.
2. Besprechen Sie mit Ihrem Arzt den Zeitpunkt, ab wann Sie wieder blutgerinnungshemmende Medikamente einnehmen dürfen.

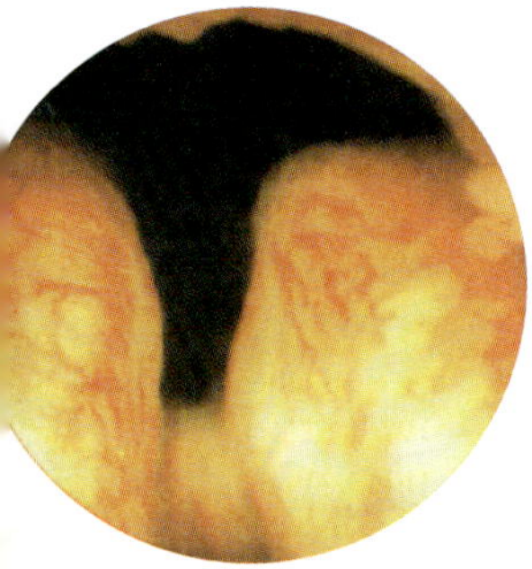

3. Vermeiden Sie am Punktionstag heiße Bäder, Radfahren und andere schwere körperliche Anstrengungen.
4. Blutbeimengungen zur Samenflüssigkeit, Urin oder Stuhl können vorkommen. In schweren Fällen setzen Sie sich unbedingt mit Ihrem Arzt in Verbindung.
5. Auch bei Auftreten von Übelkeit, Erbrechen, Schüttelfrost, Schmerzen am Damm oder Fieber sollten Sie umgehendst Ihren Arzt kontaktieren.

## Stadieneinteilung des Prostatakrebses

Krebs: Therapieplanung notwendig.

Sobald die Diagnose Prostatakrebs durch Gewebsentnahme gesichert ist, muss das Ausmaß der Erkrankung bestimmt werden, weil dies die Voraussetzung für eine vernünftige Therapieplanung ist. Wir sprechen dabei von der Stadieneinteilung (Staging), die in systematischer Form das Ausmaß der Erkrankung in der Prostata selbst, den Lymphknoten und in anderen Organen beschreibt, wodurch auch die Kommunikation von Ärzten untereinander wesentlich erleichtert wird.

Die Einteilung (TNM-Schema) ist international einheitlich und wurde seit ihrem Bestehen bereits mehrmals den neuen wissenschaftlichen Erkenntnissen angepasst.

### Primärtumor (T-Stadium)

Beim Primärtumor, d. h. beim Ausmaß des Krebsleidens in der Prostata selbst, interessiert uns im Wesentlichen nur der Unterschied zwischen »organbegrenzt« (Stadium T1 oder T2) oder »organüberschreitend« (Stadium T3 oder T4). Organbegrenzt heißt, dass der Krebs die natürlichen Grenzen des Organs noch nicht verlassen hat und somit noch geheilt werden kann.

Bei Organüberschreitungen geringen Ausmaßes (nur mikroskopisch feststellbar) kann die krebstragende Prostata zwar unter Umständen auch chirurgisch zur Gänze entfernt werden, es nimmt aber die Wahrscheinlichkeit zu, dass zusätzliche therapeutische Maßnahmen gleich im Anschluss an die Operation oder auch erst später gesetzt werden müssen. Bei ausgedehnten Organüberschreitungen und evtl. Einwachsen des Karzinoms in benachbarte Organe ist eine Heilung nicht mehr möglich.

**Gute Chancen auf Heilung!**

Nach wie vor ist die rektale Palpation auch ein gutes Mittel, um die lokale Ausdehnung eines Prostatakarzinoms zu bestimmen. Sie erlaubt natürlich nur eine grobe Orientierung und kann keinen Aufschluss über Organüberschreitungen im Ausmaß von wenigen Millimetern oder weniger geben. Zusammen mit der Höhe des PSA-Wertes und dem Befund der Biopsie kann man jedoch anhand von Tabellen (so genannten Nomogrammen) erkennen, wie wahrscheinlich ein organbegrenztes Stadium ist.

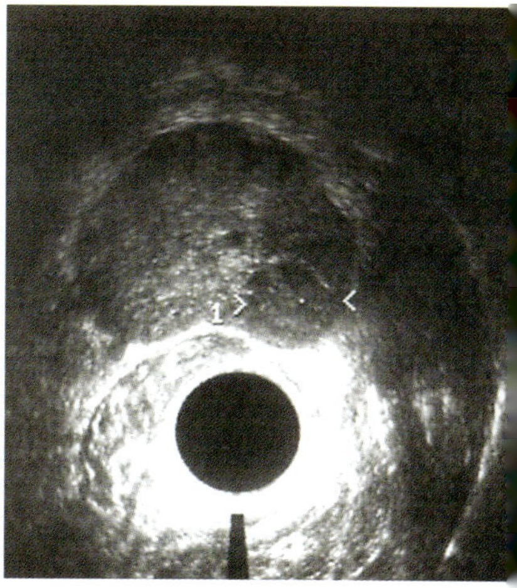

Zusätzlich werden transrektaler Ultraschall (TRUS), fallweise Computertomographie (CT) oder Magnetresonanz-Untersuchung (MRI) bei bestimmten Fragestellungen oder grenzwertiger Befundkonstellation eingesetzt. Insgesamt sollten diese Untersuchungen jedoch nur selten zur Anwendung gelangen, weil ihr Aussagewert im Hinblick auf die lokale Krankheitsausdehnung äußerst bescheiden ist und die Informationen durch die Nomogramme genauer sind.

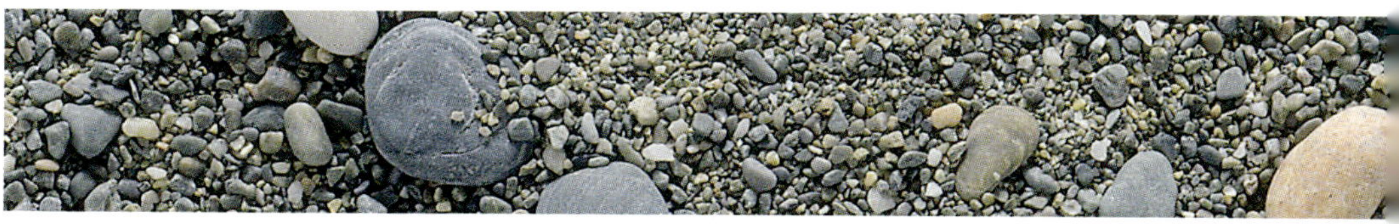

## Lymphknotenstatus (N-Stadium)

**Die Lymphknoten im kleinen Becken geben Aufschluss!**

Wenn ein Karzinom die Grenzen seines Organs zu überschreiten beginnt und einzelne Zellen aus dem Verband herausgelöst werden, werden als nächste Station die Lymphknoten befallen. Die Lymphknoten sind praktisch Knotenpunkte und Schaltstellen der Lymphbahnen, die die Gewebsflüssigkeit abtransportieren. Beim Prostatakarzinom sind immer zuerst die Lymphknoten im kleinen Becken betroffen; erst später schreitet die Erkrankung in Richtung höher gelegener Knoten voran. Die Beurteilung der Beckenlymphknoten ist mit radiologischen Untersuchungen wie CT oder MRI unbefriedigend. Den exaktesten Aufschluss über einen eventuellen Befall der Lymphknoten gewährt die chirurgische Exploration (Untersuchung), wobei die Lymphknoten nach der Entfernung vom Pathologen unter dem Mikroskop beurteilt werden.

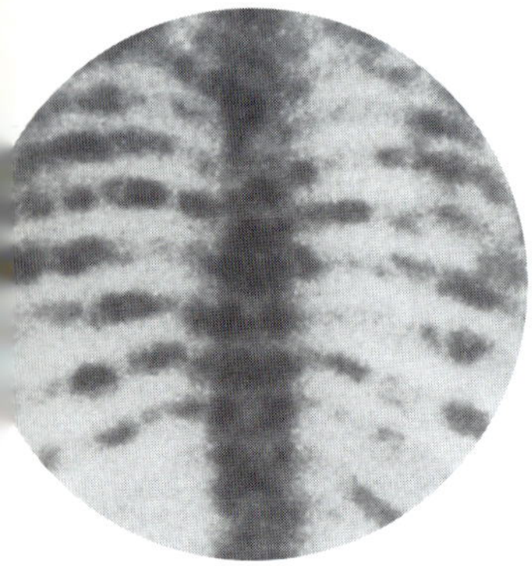

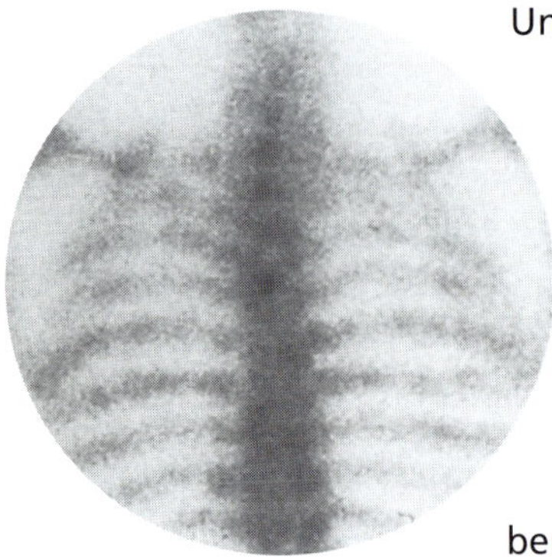

## Fernmetastasen (M-Stadium)

**Metastasen bevorzugen die Knochen.**

Krebsleiden haben die Möglichkeit, einzelne Zellen über die Blutbahn in andere Organe des Körpers zu schicken, wo sie Tochtergeschwülste (Metastasen) bilden. Wir sprechen dann vom Stadium M1. Je nach Krebsart werden unterschiedliche Organe betroffen. Beim Prostatakrebs sind es vornehmlich die Knochen, während Leber- und Lungenmetastasen eher selten sind. Das hängt damit zusammen, dass im Knochenmark Substanzen existieren, die Prostatazellen »anlocken«, indem sie besonders günstige Voraussetzungen für ihr Wachstum schaffen.

Dementsprechend wird bei der Suche nach Fernmetastasen auch dem Skelettsystem besonderes Augenmerk gewidmet. Die wichtigste Untersuchung in diesem Zusammenhang ist das Skelettszintigramm. Dabei wird eine radioaktive Substanz injiziert, die sich besonders im Knochen anreichert. Das Verteilungsmuster der Substanz gestattet dann zusammen mit den anderen Hinweisen die Diagnose »Knochenmetastasen«.

Die Untersuchung wird erst ab einer bestimmten Höhe des PSA-Wertes durchgeführt (meistens ab PSA 15 oder 20 ng/ml), weil bei niedrigen PSA-Werten niemals Knochenmetastasen vorkommen können. Fallweise wird das Skelettszintigramm durch andere konventionelle Röntgenuntersuchungen ergänzt.

## Die Behandlung von Prostatakrebs

Die Behandlung eines Prostatakrebses richtet sich einerseits nach dem Stadium der Erkrankung und andererseits nach den Bedürfnissen des Patienten, seinem Allgemeinzustand und seiner Lebenserwartung. Prinzipiell unterscheiden wir zwischen einer kurativen Therapie, die in der Lage ist die Erkrankung zu heilen und einer palliativen Therapie, die zwar nicht heilen kann aber den Krankheitsverlauf verlangsamt und eventuelle Beschwerden lindert.

**Die Behandlung richtet sich nach dem Krebs-Stadium und dem Allgemeinzustand des Patienten.**

**Kurative Therapieformen**

- Radikale Prostatektomie
- Strahlentherapie

**Palliative Therapieformen**

- Hormonentzug (»Hormontherapie«)
  Vorläufige Beobachtung und späterer Hormonentzug (Watchful Waiting)

## Kurative Therapieformen

Die Voraussetzungen für eine Heilung sind bei organbegrenzten Tumoren grundsätzlich gegeben. Da Prostatakrebs aber mitunter sehr langsam wachsen kann, sodass andere Erkrankungen und Todesursachen in den Vordergrund treten können, braucht nicht jeder Patient auch eine kurative Therapie. Oftmals genügt die einfacher durchzuführende palliative Therapie, die Schmerzen lindert und den Prostatakrebs über Jahre hinweg in Schach hält. Mit anderen Worten, der Patient muss von seinem Gesundheitszustand und seinem Alter her auch in der Lage sein, den Therapieerfolg zu erleben – nur dann ist eine kurative Therapie sinnvoll und notwendig.

Den Krebs in Schach halten!

### Radikale Prostatektomie

Die radikale Prostatektomie ist eine Operation, bei der bestimmte Lymphknoten im Becken, die gesamte Prostata, sowie die Samenbläschen entfernt werden. Die Harnblase wird dann mit der Harnröhre neu verbunden. Sie wird in der Regel Patienten

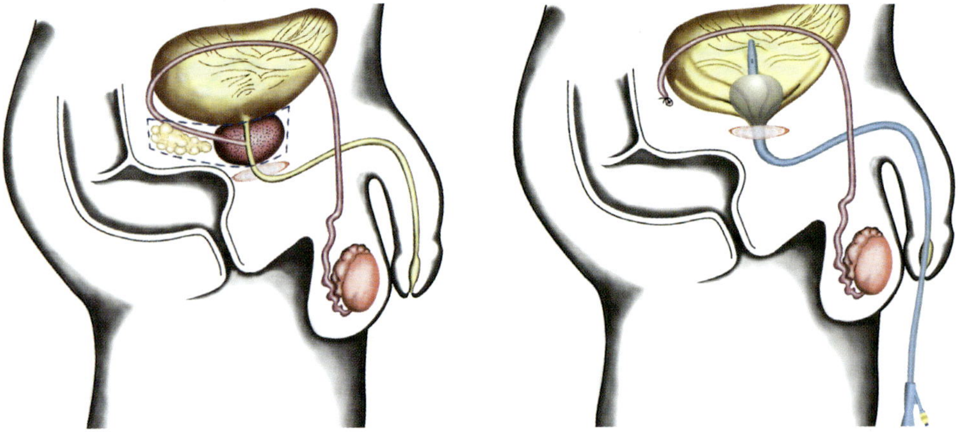

empfohlen, deren Prostatakarzinom noch nicht über das Organ hinausgewachsen ist und deren Lebenserwartung mindestens 10 Jahre beträgt. Die Operation kann auf verschiedene Art und Weise erfolgen, entweder ausgehend von einem Schnitt zwischen Nabel und Peniswurzel (retropubisch) oder ausgehend von einem Schnitt am Damm zwischen Hodensack und Anus (perineal). Bei der letzteren Methode können die Lymphknoten nicht entfernt werden und die Methode wird bei eher kleinen Drüsen angeboten. Neuerdings wird die Entfernung der Prostata auch laparoskopisch versucht. Diese Methode befindet sich aber noch in einer experimentellen Phase und wird nur von einigen wenigen Forschungszentren in Europa angeboten.

**Inkontinenz: gefürchtete Folge der Operation, heute sehr selten.**

Typische Nebenwirkungen und Komplikationen einer radikalen Prostatektomie umfassen:

- vorübergehenden ungewollten Harnverlust nach der Operation (Stress-Inkontinenz),
- Störungen der Potenz (erektile Dysfunktion),
- Blutverlust,
- Verletzungen des Mastdarms,
- Blasenhalsverengungen,
- thromboembolische Komplikationen.

Die **Inkontinenz** war bis vor wenigen Jahren die störendste und am meisten gefürchtete Nebenwirkung dieser Operation, weshalb einige Patienten die Operation sogar ablehnten. Durch die zunehmende Erfahrung und Übung der Operateure sowie durch ein heute besseres Verständnis der anatomischen und funktionellen Gegebenheiten konnte die Anzahl der inkontinenten Patienten drastisch verringert werden. Zwar kommt es kurzfristig und vorübergehend bei körperlicher Belastung noch zu leichten Formen von

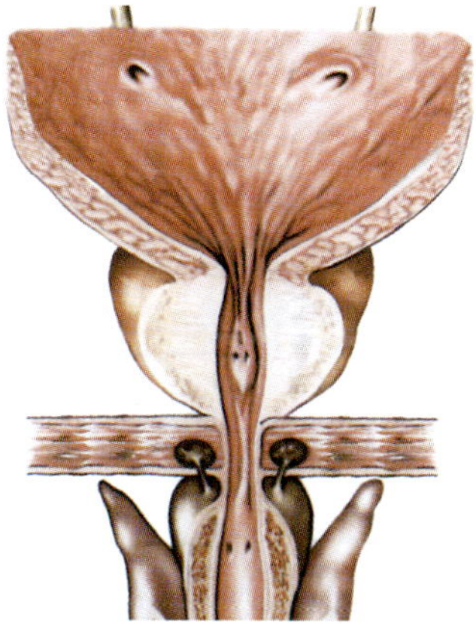

*Prostata und Schließmuskel in unmittelbarer Nachbarschaft.*

Inkontinenz, entsprechende Übungen im Sinne einer Beckenbodengymnastik können den Zeitraum jedoch wesentlich abkürzen und der Patient sollte nach einigen Wochen wieder die volle Kontrolle über seinen Schließmuskel erlangt haben.

Völlige Inkontinenz, bei der der Patient den Harn überhaupt nicht halten kann und praktisch »rinnt«, darf heute nicht mehr vorkommen. Wir wissen aber aus statistischen Beobachtungen, dass je älter ein Patient und je größer seine Prostata ist, umso länger es dauern kann bis er wieder völlig »trocken« ist.

**Potenzstörungen** nach radikaler Prostatektomie treten mit unterschiedlicher Häufigkeit auf. Sie entstehen deshalb, weil unmittelbar seitlich entlang der Prostata Nervenfasern verlaufen, die unter anderem für die Erektion verantwortlich sind. Werden diese Nervenfasern auf beiden Seiten durchtrennt, ist eine spontane Erektionsfähigkeit sehr unwahrscheinlich.

Potenzstörungen können heute oft vermieden werden.

Wir haben heute aber die Möglichkeit, diese Nervenfasern bei der Operation zu schonen und zu erhalten (nerve sparing – Technik). Dazu ist aber Folgendes zu sagen: Oft gestattet die Ausdehnung des Krebsleidens es nicht diese Nerven zu schonen, obwohl dies technisch möglich wäre.

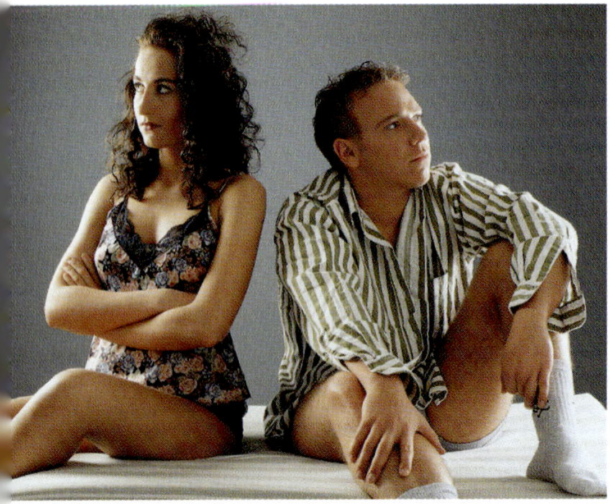

Das ist dann der Fall, wenn der Krebs sehr nahe an die seitliche Oberfläche heranreicht, weil dann die Gefahr besteht, dass Krebs zurückgelassen und somit das Operationsziel – die Heilung des Patienten – nicht erreicht würde.

Andererseits ist es manchmal technisch nicht möglich die Nerven zu erhalten, obwohl von der Krebsausdehnung her der Versuch durchaus unternommen werden könnte.

Können die Nerven auf beiden Seiten erhalten werden, sind die Chancen nach der Operation potent zu sein gut, gelingt es nur auf einer Seite, sind die Chancen nicht schlecht. Werden beide Seiten durchtrennt, ist eine Erektion ohne therapeutische Maßnahmen höchst unwahrscheinlich. Das Ausmaß der Potenzstörung hängt aber nicht nur vom Erhalt der Nerven, sondern auch vom Alter des Patienten ab. Als Regel gilt, dass je jünger und sexuell aktiver ein Patient vor der Operation war, desto besser seine Aussichten nach der Operation sind.

**Therapie ist bei Erektionsstörungen möglich.**

Kommt es nach der Operation nicht zu spontanen Erektionen und möchte der Patient weiterhin sexuell aktiv bleiben, empfiehlt sich jedenfalls ein Therapieversuch, der in den meisten Fällen auch erfolgreich sein wird.

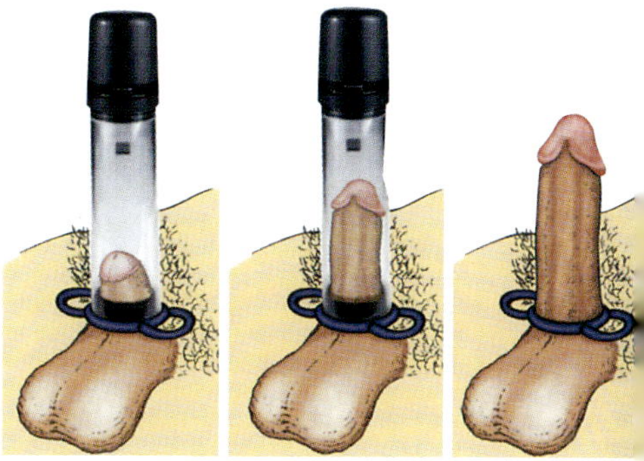

In Frage kommen die Behandlung mit Viagra®, das Einbringen von erektionsfördernden Medikamenten in die Harnröhre, die Behandlung mit Prostaglandin-Injektionen in den Schwellkörper durch den Patienten selbst (SKAT-Technik) oder die Verwendung von Vakuumpumpen. Welche Form dann für den jeweiligen Patienten die geeignetste ist, sollte im beratenden Gespräch mit dem Arzt diskutiert und durch entsprechende Therapieversuche festgestellt werden.

Auch der früher zum Teil beträchtliche **Blutverlust** konnte in den letzten Jahren stark verringert werden. Dennoch ist die Verabreichung von Blutkonserven bei ca. jedem fünften Patienten bisweilen unvermeidbar. Das Infektionsrisiko (Hepatitis, AIDS) durch Blutkonserven ist insgesamt gering, sollte aber dennoch mit dem Operateur besprochen werden. Eine Eigenblutspende wird zwar mancherorts angeboten, hat sich jedoch nicht wirklich bewährt, weil im Bedarfsfall zumeist mehr benötigt wird, als der Patient selbst bereitstellen konnte.

**Verletzungen des Mastdarms** zählen zu den extrem seltenen Komplikationen. Ihre Häufigkeit liegt im Promille-Bereich. Sie passieren vornehmlich dann, wenn bei etwas weiter fortgeschrittenem Karzinom die Vorderwand des Mastdarms bereits mitbetroffen oder reaktiv mit der Prostata »verklebt« ist. Solche »Verklebungen« können aber auch vorübergehend nach der Prostatabiopsie durch kleine Blutungen entstehen.

**Zwischen der Biopsie und der Operation: Zeitabstand lassen!**

Um dieses Risiko möglichst gering zu halten, empfiehlt sich daher ein angemessener Zeitabstand zwischen Biopsie und Operation, der in der Regel mindestens vier Wochen beträgt. Manche Patienten befürchten, dass dieses Zuwarten bis zur Operation nachteilig sein könnte. Diese Sorge ist unbegründet. Man sollte bedenken, dass die Krebserkrankung zumeist schon Jahre besteht, bevor sie überhaupt diagnostiziert wird. Deshalb spielen wenige Wochen bis zur Operation auch keine Rolle und können beruhigt auch für andere Dinge genützt werden.

## Blasenhalsverengungen

*Nach der Operation: 3 Monate kein Sport!*

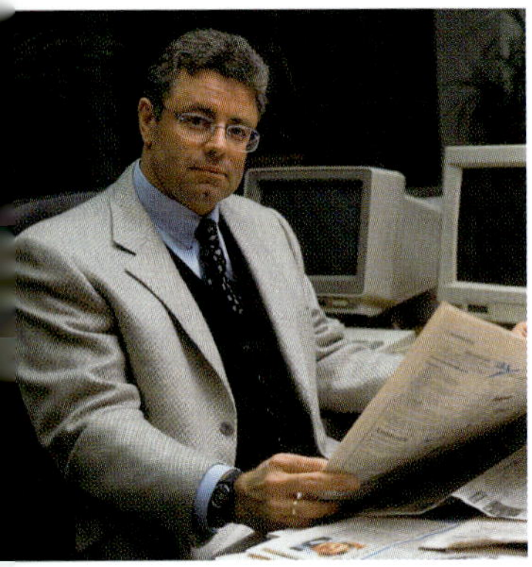

Nach Entfernung der Prostata muss die Harnblase neu an die Harnröhre angeschlossen werden. Von außen betrachtet liegt diese Verbindung ziemlich genau zwischen Hodensack und Anus. An dieser Stelle kann es durch Narbenschrumpfung zu einer Engstelle kommen, die im Extremfall bis zur Harnsperre führen kann. Neu entwickelte Nahttechniken haben dieses Risiko minimiert und geringfügige Verengungen können meistens ohne größeren Aufwand aufgedehnt werden. Nur selten ist eine Harnröhrenschlitzung in Narkose erforderlich. Der Patient kann wesentlich dazu beitragen, die Ausbildung einer Harnröhrenverengung zu verhindern, indem er für mindestens drei Monate nach der Operation auf das Radfahren oder ähnliche körperliche Aktivitäten verzichtet.

## Thromboembolische Komplikationen

Wie bei jeder größeren Operation kann es zur Bildung von Blutgerinnseln in den Venen kommen, die entweder eine Beinvenenthrombose verursachen oder selten auch zu einer Lungenembolie führen können, wenn diese Blutgerinnsel sich ablösen und mit dem Blutstrom in die Lunge gelangen.

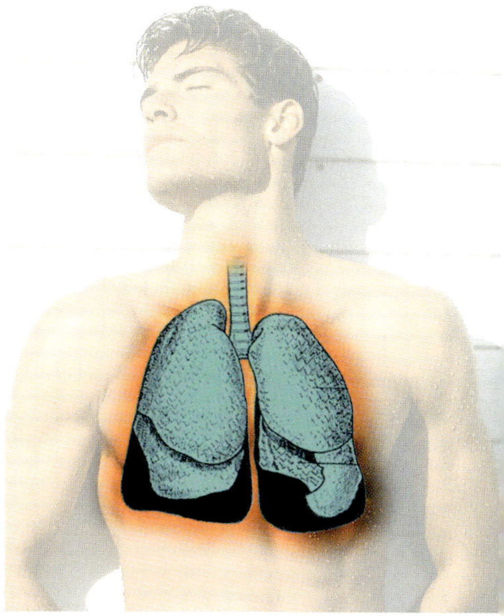

*Ein Gerinnsel kann einen Lungeninfarkt auslösen.*

Je jünger und gesünder ein Patient ist, desto seltener sind solche Komplikationen, überhaupt dann, wenn einschlägige Risikofaktoren wie Varizen (Krampfadern) oder Herzrhythmusstörungen fehlen. Zusätzlich erhält der Patient vorbeugend Medikamente, die dieses Risiko noch weiter reduzieren helfen.

Trotz der Größe der Operation erholt sich der Patient für gewöhnlich sehr rasch wieder. Trotzdem ist – wie nach jeder Operation – eine gewisse körperliche Schonung notwendig. Die volle Belastbarkeit ist in der Regel nach drei Monaten wieder gegeben. Ab diesem Zeitpunkt kann der Patient wieder all seinen körperlichen und sportlichen Aktivitäten uneingeschränkt nachgehen. Das ist auch der Zeitpunkt, zu dem der Operationserfolg erstmalig durch eine Kontrolle des PSA-Wertes überprüft wird. Ist es gelungen, sämtliches Krebsgewebe zu entfernen, dann darf PSA zu diesem Zeitpunkt nicht mehr messbar sein. Wenn das der Fall ist, gilt der Patient als »gesund« und benötigt keinerlei zusätzliche Behandlung. Aus unverständlichen Gründen wird dennoch oftmals die Gabe von Medikamenten mit fragwürdiger oder nicht bewiesener Wirksamkeit (z. B. Mistel-Therapie oder Ähnliches) veranlasst. Diese fragwürdige Praxis belästigt zumeist den Patienten mit Nebenwirkungen – und das Gesundheitssystem mit nicht zu rechtfertigenden Kosten.

**Gegen die Thrombose-Gefahr erhält der Patient Medikamente.**

## Strahlentherapie

Die Strahlentherapie des Prostatakarzinoms wurde zu einer Zeit entwickelt, in der Inkontinenz und Impotenz nicht nur gefürchtete, sondern auch häufige Nebenwirkungen der Radikaloperation waren.

Beurteilung der Strahlentherapie: schwierig.

Ihre Wirksamkeit ist aus verschiedenen Gründen nur schwierig zu beurteilen:

1. Da das Organ nicht entfernt und vom Pathologen beurteilt wird, bleibt das exakte Tumorstadium unklar, d. h. Kapselüberschreitungen oder Befall der Samenblasen bleiben vorerst unerkannt. Auch die Lymphknoten können nicht beurteilt werden.
2. Der PSA-Wert geht zwar innerhalb einiger Wochen und Monate nach der Strahlentherapie zurück, erreicht aber nur selten die unterste Grenze der Messbarkeit. Dadurch ist es schwierig zu beurteilen, ob nicht einzelne Krebszellen doch überlebt haben.

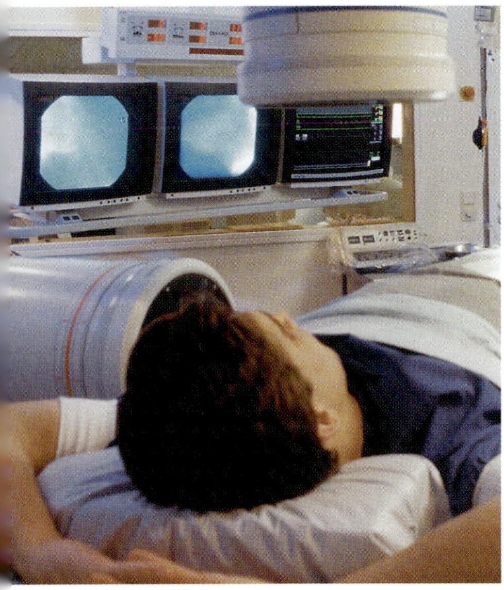

3. Die Festlegung des Strahlenbereichs erfolgt zwar mit Hilfe eines Computertomogrammes, setzt jedoch große Erfahrung des Strahlentherapeuten voraus.

Trotzdem muss die Strahlentherapie grundsätzlich auch als kurativ (heilend) angesehen werden. Ein Vergleich von Strahlentherapie und Radikaloperation ist nur indirekt und nur mit Vorsicht möglich, weil bisher keine Studie durchgeführt wurde, die beide Methoden direkt miteinander verglich. Man ist daher auf den indirekten Vergleich von Berichten über einzelne Patientenserien angewiesen. Nimmt man die Überlebenszeit als Maßstab für die Wirksamkeit her, dann zeigt sich, dass in den ersten 10 Jahren praktisch kein Unterschied zwischen beiden Methoden erkennbar ist. Erst später weichen die Überlebenskurven etwas zu ungunsten der Bestrahlung auseinander. Ob das wirklich durch eine geringere Wirksamkeit der Strahlentherapie erklärt werden kann, bleibt letztlich unklar.

Es könnte auch sein, dass Patienten mit ungünstigeren Voraussetzungen von Seiten der Tumorausdehnung her eher bestrahlt als operiert wurden und deshalb dieser Unterschied beobachtet wird.

Die Bestrahlung hat natürlich auch Nebenwirkungen, die durch Verbesserungen der Strahlentechnik aber auch deutlich reduziert werden konnten. Inkontinenz und Potenzstörungen können ebenso auftreten, kommen aber seltener vor als nach einer Radikaloperation. Zusätzlich kann es zu Irritationen von Mastdarm und Harnblase kommen, die zu Durchfällen, Blutbeimengungen zum Stuhl, krampfartigen Schmerzen, Harndrang und gehäuftem Harnlassen führen können. Als Regel gilt, dass die Strahlendosis sich unter anderem auch an der Größe der Prostata orientieren muss. Daher sind Nebenwirkungen bei sehr großen Drüsen wahrscheinlicher als bei kleinen. Seit kurzem wird deshalb vor einer Strahlentherapie für einige Monate ein Hormonentzug durchgeführt, damit die Größe der Prostata abnimmt. Dies führt – so nimmt man an – zu einer besseren Wirksamkeit einerseits und zu geringerer Belastung der umliegenden Organe andererseits.

**Dauer der Strahlenbehandlung: ca. 7 Wochen.**

Die gesamte Strahlendosis liegt bei ca. 70 Gy. Diese Dosis kann nicht auf einmal verabreicht werden, sondern wird auf tägliche Dosen von ca. 2 Gy aufgeteilt. Dadurch ist für eine Bestrahlung ein Zeitraum von ungefähr 7 Wochen anzuberaumen.

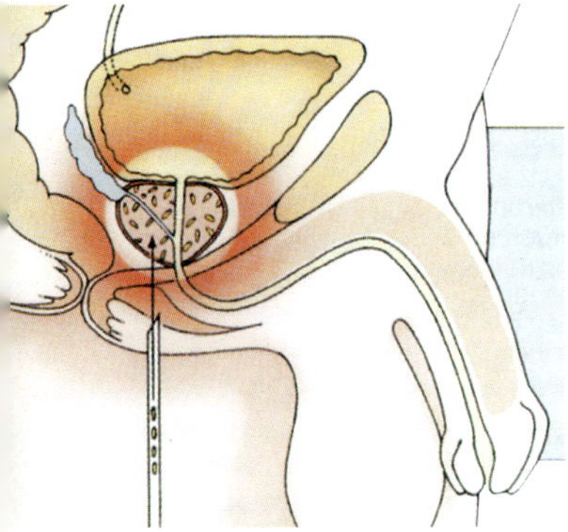

*Kleine Stifte werden in die Prostata eingebracht.*

Neben der klassischen Form der Bestrahlung »von außen« (extern) besteht auch die Möglichkeit einer Bestrahlung »von innen« (interstitiell oder: Brachytherapie). Dabei werden vom Damm her kleine radioaktive Stifte (»Seeds«) unter Ultraschallkontrolle in die Prostata eingebracht, die dann dort ihre Wirkung entfalten. Verwendet wird dabei entweder radioaktives Jod (Jod-125) oder Palladium.
Von Vorteil ist dabei die kurze Behandlungsdauer und der Patient kann üblicherweise am nächsten Tag das Krankenhaus wieder verlassen.

Probleme ergeben sich aber bisweilen mit der regelmäßigen Verteilung dieser Seeds. Ist diese nicht gewährleistet, bleiben unbestrahlte Areale zurück, von denen ein weiteres Tumorwachstum ausgehen kann. Eine Sonderform der interstitiellen Bestrahlung ist die »Afterloading«-Technik, bei der Sonden ebenfalls vom Damm aus in die Prostata eingelegt werden, durch die die Bestrahlung für ca. 20 Minuten erfolgt, bevor sie wieder entfernt werden. Als Strahlenquelle dient dabei radioaktives Iridium.

Die Brachytherapie hat in den letzten Jahren eine wahre Renaissance erfahren und wird auch in der Laienpresse immer wieder stark beworben. Man sollte aber bedenken, dass eine Aussage über die tatsächliche Wirksamkeit nur mit äußerster Vorsicht getroffen werden kann, weil die meisten bisher behandelten Patienten ausschließlich günstige Prognosefaktoren aufwiesen.

**Der Patient entscheidet – daher ist es sehr wichtig, gut informiert zu sein.**

Der Patient entscheidet nach Abwägen der Für und Wider selbst, ob er letztlich bestrahlt oder operiert wird. Ausschlaggebend sind neben der Wirksamkeit der Behandlung sicherlich auch die zu erwartenden Nebenwirkungen, die wiederum seine weitere Lebensqualität bestimmen. Es kann auch Situationen geben, in denen das Risiko einer Operation den Nutzen übersteigen würde, sodass eine Bestrahlung von vornherein angeraten wird.

Es entspricht aber einer gängigen Praxis, die Radikaloperation umso eher zu empfehlen, je jünger ein Patient ist und je länger deshalb die Kontrolle über sein Krebsleiden gewährleistet sein muss. Überdies besteht die Möglichkeit, in bestimmten Situationen im Anschluss an eine Operation (bei lokalem Wiederauftreten des Krebsleidens) zusätzlich zu bestrahlen. Wird hingegen primär bestrahlt, ist eine spätere Operation praktisch unmöglich bzw. nur unter Inkaufnahme schwerer Nebenwirkungen denkenswert (Inkontinenzraten von bis zu 40 %).

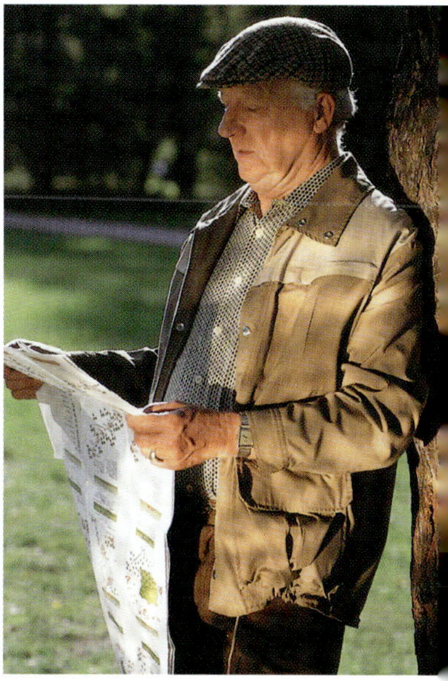

*Nicht jeder Patient kann operiert werden!*

## Palliative (lindernde) Therapieformen

### Hormontherapie

Nicht bei jedem Tumorstadium ist eine kurative Therapie noch möglich. Dies ist dann der Fall, wenn das Karzinom weit über die Grenzen des Organs hinausgewachsen ist (lokal fortgeschritten), wenn es zur Ausbreitung in den Lymphknoten gekommen ist (Stadium N+) oder wenn bereits Metastasen in anderen Organen (Stadium M1) bestehen.

Andererseits gibt es Situationen, in denen das Tumorstadium zwar niedrig ist, aber die Voraussetzungen für eine kurative Therapie von Seiten des Patienten nicht gegeben sind. In beiden Fällen ist der Hormonentzug das Mittel der Wahl.

**Hormontherapie besteht aus Hormonentzug!**

Die Behandlung eines Prostatakarzinoms durch Hormonentzug wird im allgemeinen Sprachgebrauch kurz als »Hormontherapie« bezeichnet. Dies führt vielfach zu der irrtümlichen Meinung, dass dem Patienten Hormone gegeben werden. In Wirklichkeit wird aber nur die körpereigene Produktion der männlichen Geschlechtshormone blockiert.

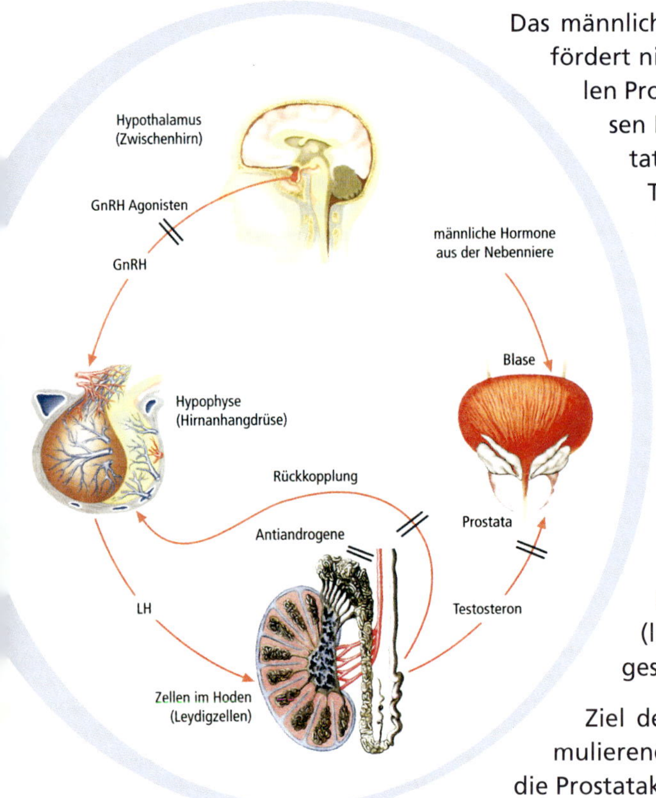


Das männliche Geschlechtshormon Testosteron fördert nicht nur das Wachstum der normalen Prostata, sondern bis zu einem gewissen Maß auch das Wachstum von Prostatakrebs. Etwa 95 % der gesamten Testosteronmenge werden in bestimmten Zellen der Hoden gebildet, der Rest von Zellen der Nebenniere, die neben Testosteron auch andere Androgene und Androgenvorstufen produzieren, deren Bedeutung beim Prostatakrebs aber bis heute umstritten ist. Diese Hormonproduktion wird von der Hirnanhangsdrüse (Hypophyse) als übergeordnete Struktur durch die Bildung eines Steuerungshormons (luteinisierendes Hormon, LH) gesteuert.

Ziel der Hormontherapie ist es, den stimulierenden Einfluss von Testosteron auf die Prostatakrebszellen zu unterbinden. Bereits im Jahre 1876 wurde von Hunter berichtet, dass nach Kastration eine Verkleinerung der Prostata generell beobachtet werden kann, was um 1883 von den Ärzten Ramm und White auch kurzfristig therapeutisch genutzt wurde, um danach aber wieder in Vergessenheit zu geraten. Erst 1939 wurde die Methode von Prof. Charles Huggins wieder aufgegriffen, als er – nach vorangegangenen Experimenten an Hunden – erstmalig einen Patienten mit metastasiertem Prostatakarzinom durch Entfernung beider Hoden (Kastration) erfolgreich behandelte und Jahre später dafür den Nobelpreis für Medizin erhielt.

**Bei Prostatakrebs Hormontherapie: Nobelpreis.**

In den darauf folgenden Jahren wurde die Technik der Kastration immer weiter entwickelt. Zuerst wurde eine Operationsmethode entwickelt, die durch Belassung der Hodenhüllen ein besseres kosmetisches Ergebnis lieferte. Auch das Einsetzen von Hodenimplantaten (Hodenprothesen) ist möglich. Später während der 70er Jahre konnte die chemische Struktur des hypophysären Steuerungshormons LH aufgeklärt werden. Damit war der Grundstein zur Entwicklung von Medikamenten gelegt, die über Beeinflussung der LH-Produktion die Testosteronproduktion im Hoden verhindern können.

**Moderne Medikamente verhindern vorübergehend die Testosteron-Wirkungen.**

Diese Medikamente (LHRH-Analoga) müssen in regelmäßigen Abständen verabreicht werden (heutzutage üblicherweise 3-monatig) und bewirken gewissermaßen eine medikamentöse oder chemische Kastration. Der wesentliche Unterschied zur chirurgischen Kastration ist der, dass die medikamentöse Kastration nach Beendigung wieder eine Erholung des Hodengewebes erlaubt und somit reversibel ist.

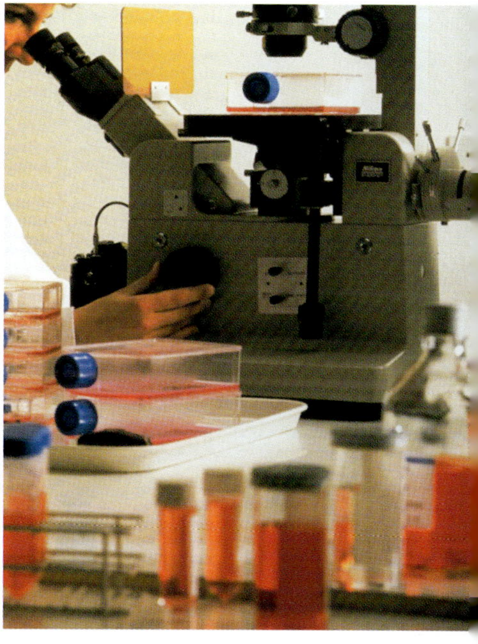

Bis gegen Ende der 70er Jahre wurde der medikamentöse Kastrationseffekt auch durch die Gabe von weiblichen Hormonen (Östrogene) bewirkt. Diese Form der Behandlung wurde dann praktisch gänzlich wieder verlassen, weil schwere Nebenwirkungen wie Thromboembolien, Herzinfarkt oder Schlaganfälle gehäuft auftraten. Seit kurzem wird von einigen Zentren die Östrogentherapie zusammen mit blutgerinnungshemmenden Substanzen (zur Vermeidung der bekannten Nebenwirkungen) wieder wissenschaftlich untersucht. Der Grund dafür liegt in erster Linie in den günstigen Behandlungskosten, die monatlich nur ca. 3 % der üblichen Kosten betragen.

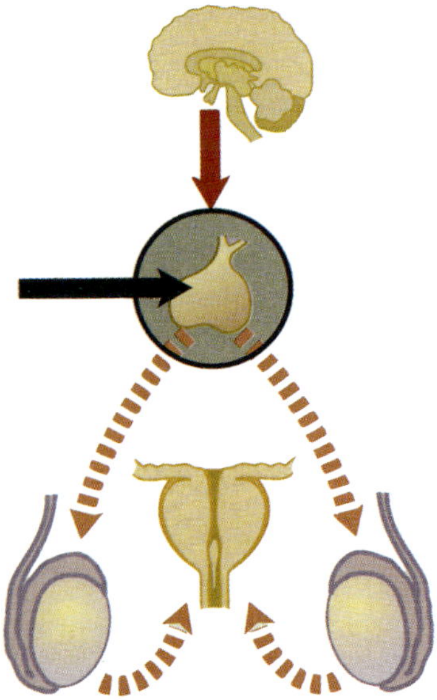

Die Hirnanhangsdrüse (Hypophyse) steuert die Hormonproduktion im Hoden.

Etwa gleichzeitig mit der Entwicklung der LHRH-Analoga wurden in den 80er Jahren Medikamente (Anti-Androgene) entwickelt, die nicht die Produktion von Testosteron verhindern, sondern sich an den Androgenrezeptor binden und damit ein Wirksamwerden von Testosteron verhindern. Sie führen dadurch nicht zum Absinken des Testosteron-Blutspiegels (Androgenentzug), sondern bewirken ausschließlich eine Androgenblockade, die unabhängig vom Bildungsort (Hoden oder Nebenniere) wirkt. Im Gegenteil, auf Grund komplizierter Steuerungsmechanismen steigt der Testosteronspiegel sogar ein wenig an. Deshalb war auch der alleinige Einsatz von Anti-Androgenen bei weiter fortgeschrittenen Tumorstadien lange Zeit umstritten, weil man annahm, dass der Blockade-Effekt bei steigendem Testosteron und vielen zu blockierenden Androgenrezeptoren nicht aufrechterhalten werden könne. Aus diesem Grund wurde üblicherweise die Behandlung in Form einer Kombination von LHRH-Analoga zusammen mit einem Anti-Androgen gewählt, was den Namen »maximale Androgenblockade« oder MAB trägt.

## Nebenwirkungen der Hormontherapie

**Nebenwirkungen hängen von der Art des Hormonentzugs ab.**

Die Nebenwirkungen der Hormontherapie hängen von der Art der Behandlung (Androgenentzug oder Androgenblockade) und deren Dauer ab. Ihr Schweregrad unterliegt dabei großen individuellen Schwankungen.

Beim Androgenentzug – egal ob er chirurgisch oder medikamentös erfolgt – ergeben sich die Nebenwirkungen größtenteils aus den geänderten hormonellen Bedingungen und erinnern an die Wechselbeschwerden von Frauen. So kommt es zum Auftreten von Hitzewallungen, zum Verlust des sexuellen Verlangens (Libidoverlust) mit daraus resultierender Impotenz und zur Gewichtszunahme. Nach längerer Behandlungsdauer kann es zusätzlich zu Muskelschwund (Muskelatrophie), Anämie (Blutarmut), Osteoporose (Knochenschwund) und einer gewissen Antriebslosigkeit bis hin zur psychisch depressiven Grundstimmung kommen.

Anders hingegen sind die Nebenwirkungen der Anti-Androgene, wo die Testosteronproduktion ja aufrecht bleibt. Je nach verwendetem Medikament können (evtl. schmerzhafte) Brustschwellungen (Gynäkomastie), Übelkeit, Durchfälle oder Leberfunktionsstörungen auftreten. Ein Libidoverlust wird aber entweder gar nicht oder erst nach längerer Anwendung auftreten. Die Gefahr einer Osteoporose besteht nicht. Deshalb werden Anti-Androgene heute bei früheren Stadien (wo vergleichsweise nur wenige Androgenrezeptoren vorhanden sind) und länger notwendiger Behandlungsdauer bevorzugt und zwar entweder als alleinige Therapieform oder auch zusätzlich (adjuvant = unterstützend) zur Bestrahlung oder Radikaloperation.

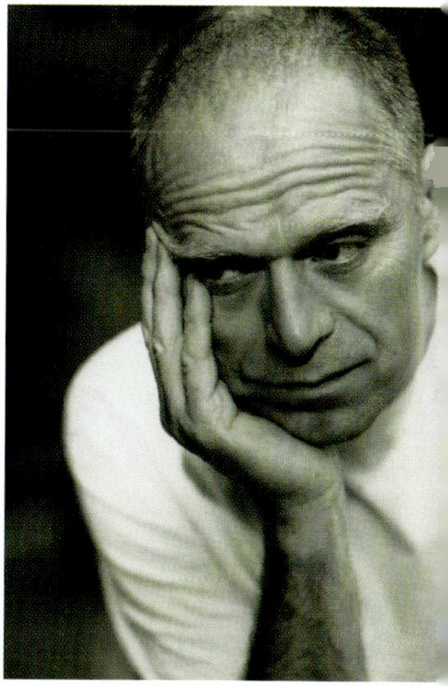

**Unter Androgenentzug bekommt der Mann »Wechseljahrbeschwerden«.**

Man mag sich fragen, warum nicht in jedem Fall von Prostatakrebs eine Hormontherapie durchgeführt wird, wodurch die möglichen Nebenwirkungen von Strahlentherapie oder Radikaloperation zu vermeiden wären. Dies liegt daran, dass die Wirksamkeit einer Hormontherapie immer nur eine zeitlich begrenzte ist, d. h. die Wirksamkeit geht irgendwann verloren. Ab diesem Zeitpunkt ist eine weitere positive Beeinflussung des Krebsleidens durch andere Therapiemaßnahmen nur selten möglich.

Um das Versagen der Hormontherapie verstehen zu können, empfiehlt sich ein Blick auf die normale Wachstumsregulation der Prostata. Androgene (die männlichen Geschlechtshormone) entstehen aus Cholesterin, sind verantwortlich für die Ausbildung der sekundären Geschlechtsmerkmale und steuern das Wachstum und die Funktion der Prostata. Die einzelnen Zellen der Prostata sind unterschiedlich stark von Androgenen abhängig. So gibt es Zellen, die sehr stark abhängig sind (hormonabhängige Zellen) und solche, die wenig oder gar nicht abhängig sind (hormonunabhängige Zellen). Werden nun aus therapeutischen Gründen die Wachstumsimpulse durch Androgenentzug unterbunden, können die hormonunabhängigen Zellen weiterwachsen und sich vermehren, was nach einer gewissen Zeit wieder zu einer Verschlechterung der Erkrankung führt.

**Über die Auswirkung des Hormonentzugs gibt es verschiedene Theorien.**

Es gibt auch die Theorie, dass ursprünglich hormonabhängige Zellen nach Androgenentzug »umlernen« und nach einer gewissen Zeit auch ohne hormonellen Anreiz überleben können. Diese Theorie hat dazu geführt, dass in einigen derzeit laufenden Studien ein zeitlich begrenzter Hormonentzug in bestimmten Abständen wiederholt wird (intermittierende Androgenblockade). Bis zum Vorliegen der Ergebnisse dieser Studien kann diese Form der Therapie aber nicht routinemäßig empfohlen werden.

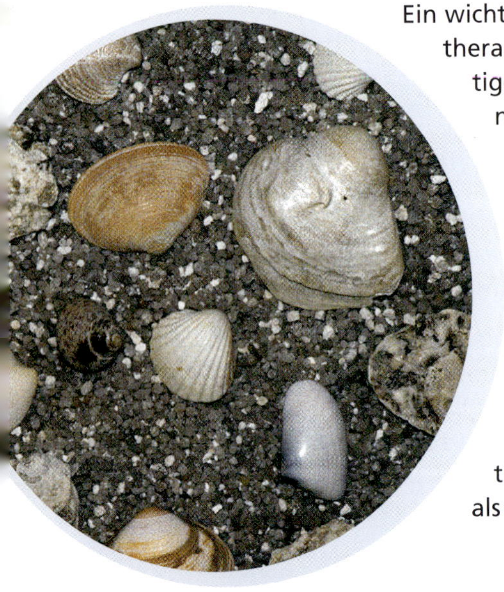

Ein wichtiger Punkt im Zusammenhang mit der Hormontherapie war bis vor kurzem die Frage nach dem richtigen Zeitpunkt, um mit der Behandlung zu beginnen. Diese Frage ergab sich aus dem Umstand, dass die Hormontherapie ohnehin nicht heilen kann und beschäftigte seit Jahrzehnten Forscher auf der ganzen Welt.

Die Unsicherheit war ursprünglich entstanden, weil eine frühe Studie in den 60er Jahren keinen Unterschied zwischen einer sofortigen und einer erst später bei Krankheitsverschlechterung einsetzenden Hormontherapie erkennen ließ. Heute wissen wir, dass ein sofortiger Therapiebeginn in der Regel günstiger ist als ein verspäteter.

## Watchful Waiting (vorläufige Beobachtung)

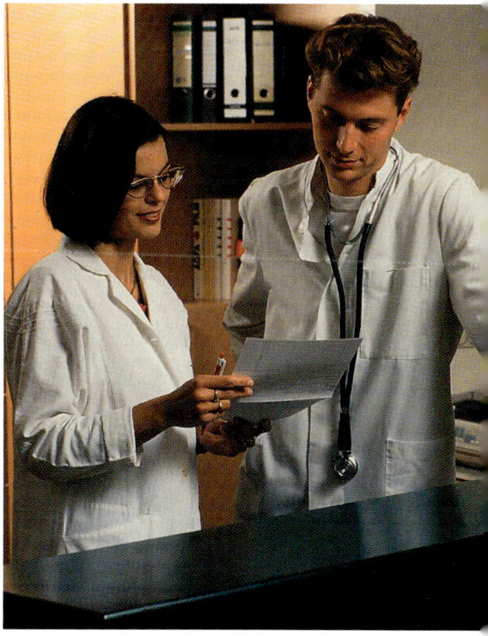

*Nur beobachten? Patient und Arzt bestimmen gemeinsam!*

Trotz unseres heutigen Wissens um die Vorteile einer sofortigen Hormontherapie, kann in seltenen Fällen eine vorläufige Beobachtung mit dem Ziel einer späteren Behandlung angebracht sein. Die klassische Konstellation für diese Vorgehensweise ist ein sehr frühes Krankheitsstadium, ein gut differenziertes Karzinom mit sehr geringer Wachstumstendenz und ein sehr hohes Patientenalter bzw. eine durch andere Krankheiten stark eingeschränkte Lebenserwartung. In solchen Fällen kann unter strenger Verlaufskontrolle durch den behandelnden Arzt die Behandlung vorerst aufgeschoben und erst bei Anzeichen einer Verschlechterung (Progression) begonnen werden, was sich üblicherweise durch ein Ansteigen des PSA-Wertes manifestiert. Diese Strategie setzt aber eine hohe Disziplin des Patienten beim Einhalten der vereinbarten Kontrolltermine voraus. Vielfach wird diese Strategie auch deshalb abgelehnt, weil die psychische Belastung sehr groß ist, wenn man im Bewusstsein lebt, ein (wenn auch vorläufig) unbehandeltes Krebsleiden zu haben.

## Was tun, wenn die Hormontherapie nicht mehr wirkt?

**Umfassendes Konzept erstellen!**

Kommt es unter laufender Hormonbehandlung zu einer Verschlechterung, was üblicherweise durch wieder ansteigende PSA-Werte noch vor dem Auftreten spürbarer Symptome signalisiert wird, sprechen wir von einem »hormonrefraktären Prostatakarzinom«. Dieses Stadium der Erkrankung ist in mehrfacher Hinsicht schwierig zu behandeln. Einerseits fehlen wirklich befriedigende

Therapiemöglichkeiten. Andererseits kommt dazu, dass die Patienten eine Vertrauenskrise durchleben und an sich selbst und an ihrem Arzt zu zweifeln beginnen, wenn sie unvorbereitet in diese Situation kommen.

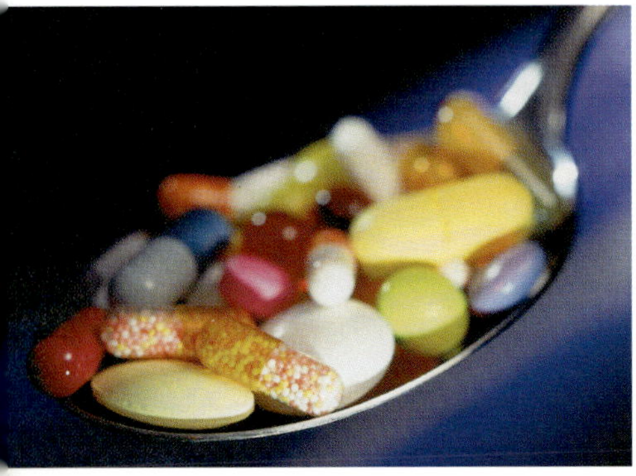

In dieser Situation ist es ratsam, ein umfassendes Konzept für die weiteren Therapieschritte – am besten zusammen mit anderen Spezialisten wie medizinischen Onkologen, Strahlentherapeuten, Nuklearmedizinern oder Schmerzspezialisten – zu entwerfen.

Dieses sollte nicht nur die zur Verfügung stehenden Behandlungsmöglichkeiten und deren zeitliche Abfolge, sondern auch die individuellen Wünsche und Erwartungen des Patienten sowie seine Bereitschaft für etwaige Nebenwirkungen trotz möglicherweise bescheidener therapeutischer Erfolge berücksichtigen. Oberstes Gebot sollte dabei die Beschwerde- bzw. Schmerzfreiheit des Patienten sein. Ebenso muss ein möglicher Nutzen in vernünftiger Relation zu den zu erwartenden Nebenwirkungen stehen.

**Moderne Zytostatika haben erstaunliche Wirkungen!**

Die medizinische Forschung hat uns in den letzten Jahren mit einer Reihe von wirksamen Medikamenten ausgestattet. Diese größtenteils in die Gruppe der Zytostatika gehörenden Substanzen konnten insbesondere bei geeigneter Kombination untereinander erstaunliche therapeutische Erfolge aufweisen.

### Wie sinnvoll sind alternative Therapieformen?

Im Gegensatz zu »komplementär«, wo andere Methoden zusätzlich zur Standardtherapie verwendet werden, bedeutet »alternativ«, dass eine Behandlung anstatt einer bekannten und weithin akzeptierten Therapie verwendet wird. Wir sprechen in diesem

Zusammenhang auch von Behandlungen mit fragwürdiger oder nicht bewiesener Wirksamkeit, die heute für sämtliche Leiden – und natürlich auch für Prostatakrebs – angeboten werden. Ihre weite Verbreitung verdanken sie unserer großen Faszination für fernöstlichen Mystizismus und unserem (Aber-)Glauben an die wundersame Heilkraft obskurer pflanzlicher Mixturen. Unglücklicherweise entbehren die meisten dieser Maßnahmen jeglicher wissenschaftlicher Grundlage und wurden nicht ausreichend oder gar nicht auf ihre Wirksamkeit und auch Verträglichkeit hin untersucht.

**»Alternativ« birgt Gefahren!**

Man muss sich im Klaren sein, dass zwei potenzielle Gefahren von solchen alternativen Behandlungsmethoden ausgehen:

1. Die alternative Methode muss nicht wirken und der Krebs könnte ungehindert weiterwachsen. Wenn jemand das Glück hatte, dass die Diagnose so früh gestellt wurde, bevor sich der Krebs noch über die Grenzen der Prostata hinaus ausbreiten konnte, sollte er sich bewusst sein, dass jegliche Therapieverzögerung durch alternative Methoden dem Krebs die Gelegenheit zur weiteren Ausbreitung bietet, was die Heilungschancen durch schulmedizinische Methoden zu einem späteren Zeitpunkt zwangsläufig verschlechtert.
2. Die alternativen Behandlungsmethoden selbst können gefährlich sein und schaden – gesundheitlich manchmal – finanziell praktisch immer.

*Östlich: oft faszinierend!*

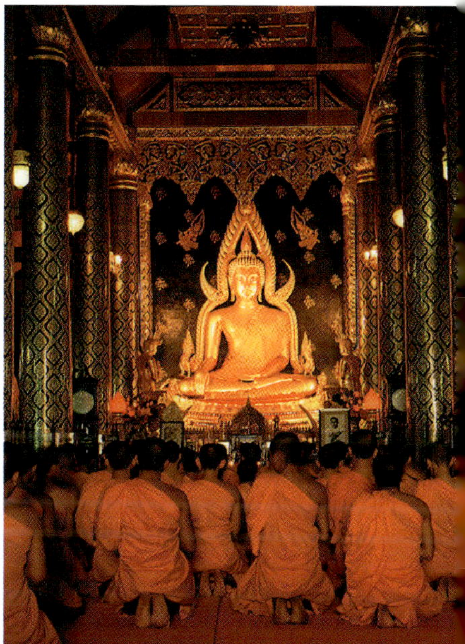

Charakteristisch für alternative Methoden ist das Fehlen einer definierten Ergebniskontrolle. Viele Anbieter gehen fälschlicherweise davon aus, dass die alleinige Reproduzierbarkeit (Wiederholung) eines als positiv angesprochenen Effekts (z. B. Fieber unter »immunstärkender Therapie«) zum Beweis seiner Wirksamkeit ausreichen würde. Auch werden bei der Darstellung einzelner günstiger Krankheitsverläufe gleichzeitig oder früher angewandte konventionelle Therapien oder bereits vor Behandlungsbeginn erkennbarer Krankheitsstillstand nicht erwähnt.

Auch die oft zitierte Nebenwirkungsarmut unkonventioneller Methoden kommt meist nur durch eine Verschiebung der Wertungsbasis zustande. Während nämlich in der Schulmedizin jede subjektiv oder objektiv beeinträchtigende Veränderung zunächst als unerwünschte Nebenwirkung registriert wird, wird bei alternativen Methoden bisweilen das Auftreten von z. B. Fieber oder Schüttelfrost als erwünschte Abwehrreaktion des Körpers gegen den Tumor interpretiert und als wünschenswert dargestellt.

**Ursache für die Entscheidung zu alternativen Methoden ist häufig die Angst.**

Die Beweggründe für solche unkonventionellen Methoden sind vielschichtig und reichen von Krebsangst, Angst vor dem Tod, Angst vor Behandlungsfolgen, über Hilflosigkeit und Hoffnungslosigkeit bis hin zum Vertrauensverlust in die »Schulmedizin«, insbesondere wenn eine Krebserkrankung trotz regelmäßiger Vorsorgeuntersuchungen aufgetreten ist oder Misserfolge im Laufe einer Behandlung zu verzeichnen waren, selbst dann, wenn diese durchaus dem natürlichen und somit vorhersagbaren Verlauf einer Erkrankung entsprechen.

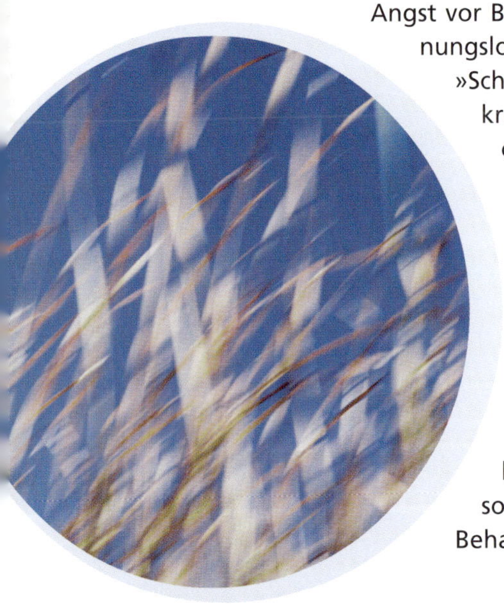

Gegen Prostatakrebs werden heute eine Reihe von Substanzen mit fragwürdiger bzw. nicht bewiesener Wirkung angeboten, vielfach sogar in Fällen, in denen durch eine Radikaloperation eine echte Heilung erfolgte und somit überhaupt kein Grund für eine zusätzliche Behandlung besteht. Dazu zählen THX-Extrakt nach

Sandberg, exogene Peptide (Faktor AF2), Polyerga (Glykopeptid aus retikuloendothelialen Organen), Mistelpräparate wie Iscador oder Helixor, Carnivora (dessen vorläufige Zulassung wegen mehrfachen Auftretens anaphylaktischer Reaktionen zurückgenommen wurde!), Antineoplastone und immunaugmentative Therapeutika, die durch $\alpha_2$-Makroglobulin, Immunglobuline, Komplement und andere Blutbestandteile oder Bestandteile aus nekrotischen (abgestorbenen) Tumoren die Tumor-Antikörper aktivieren sollen. Der Umsatz dieser Präparate ist beträchtlich und übersteigt im Falle von Iscador allein in Deutschland 7,5 Millionen EURO pro Jahr. Schätzungen zufolge betragen die jährlichen finanziellen Aufwendungen für nicht bewiesene Behandlungen allein in Österreich 436 Millionen EURO.

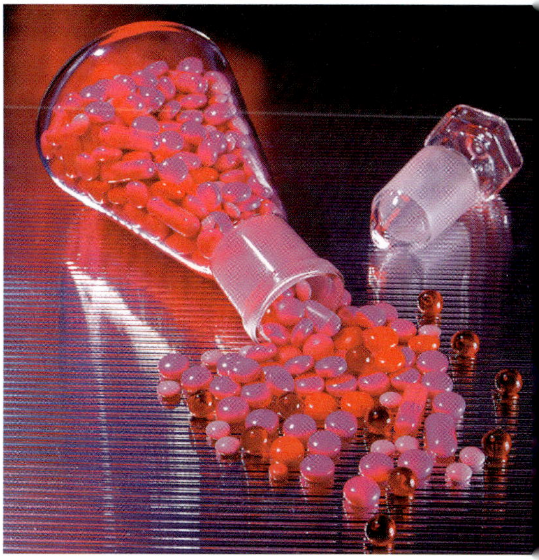

Solange Krebserkrankungen nicht zuverlässig geheilt werden können, Ärzte nicht auch Helfer, sondern nur Heiler sein wollen und die Gesellschaft eine Beseitigung der Krebserkrankungen von der modernen Medizin zwingend erwartet, wird es unkonventionelle Behandlungsmethoden zwangsläufig geben. Die Zahl der Patienten, die dadurch aber eine mögliche kurative Therapie versäumen oder durch Behandlungen mit fragwürdiger Wirksamkeit in vielfacher Hinsicht beeinträchtigt und geschädigt werden, sollte jedoch möglichst klein bleiben.

**Am wichtigsten: Keine Therapie versäumen!**

# Ernährung und Prostatakrebs

Große geographische Schwankungen in der Häufigkeit des Auftretens (Inzidenz) von Prostatakrebs sowie in der Sterblichkeit (Mortalität) an Prostatakrebs geben Grund zu der Annahme, dass die Ernährung einen wesentlichen Einfluss besitzt. Asiatische Männer, die sich mit einer typischen asiatischen Diät ernähren, haben beispielsweise ein 9fach geringeres Risiko an Prostatakrebs zu erkranken als Amerikaner und wenn sie erkranken, ist der Verlauf meistens weniger aggressiv. Wenngleich die Ernährung selbst nur schwerlich Krebs verursacht, scheint sie das Wachstumsverhalten doch entscheidend zu beeinflussen.

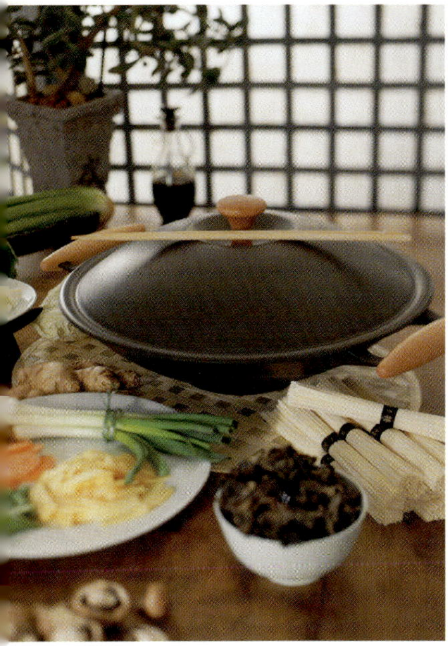

Dabei spielen zwei Prinzipien eine große Rolle: Einige Nahrungsmittel können das Krebswachstum fördern und/oder beschleunigen, während andere das Wachstum und die Ausbreitung von Prostatakrebszellen behindern. Trotz dieser Zusammenhänge zwischen Ernährung und Krebs ist bislang kein Nahrungskonzept bekannt, das Krebs gänzlich verhindern könnte. Auch eine »Krebsdiät« existiert – entgegen zahlreicher anderslautender Behauptungen – nicht. Es gilt aber als gesichert, dass eine ausgewogene Ernährung, die reich an Vitaminen und Ballaststoffen ist, positive Auswirkungen haben kann.

## Fett

Fett ist in jedem Fall »ein böser Bub«!

Je mehr unser täglicher Energiebedarf durch Fett gedeckt wird, desto häufiger findet sich Prostatakrebs und desto höher ist die Sterblichkeit an Prostatakrebs. Aber nicht alle Fette schaden der Gesundheit. Fette erfüllen auch wichtige Funktionen in unserem

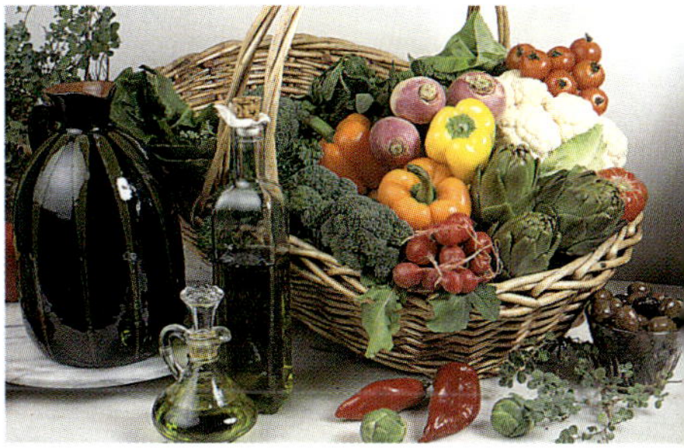

Körper, schützen lebenswichtige Organe, bilden Bestandteile unserer Zellmembranen, sind Ausgangspunkt für die Synthese von Hormonen sowie unerlässlich für die Resorption der fettlöslichen Vitamine A, D, E und K. Darüber hinaus liefern sie langfristige Energie und geben unserer Nahrung viel von ihrem Geschmack.

Fette und Öle bestehen aus drei verschiedenen Arten von Fettsäuren, nämlich gesättigten Fettsäuren (tierische Fette, Kokosfett, Palmenöl), einfach ungesättigten Fettsäuren (Olivenöl, Avocados, Nüsse) und mehrfach ungesättigten Fettsäuren (praktisch in allen pflanzlichen Nahrungsmitteln, Gemüse und Fisch). Letztere versorgen unseren Körper mit den lebenswichtigen essenziellen Fettsäuren (Omega-6-Linolsäure, Omega-3-Alpha-Linolensäure), die mit der Nahrung zugeführt werden müssen, weil wir sie nicht selbst herstellen können.

Während gesättigte Fettsäuren und Milchfette das Wachstum von Krebszellen fördern können, wirken einfach oder mehrfach ungesättigte Fettsäuren und die Linolensäure (Soja, Leinsamen, Fisch) wachstumshemmend. Durch Reduktion der »schlechten« Fette und vermehrten Genuss der »guten« Fette wird beispielsweise der Testosteronspiegel in der Prostata gesenkt, wodurch eine der treibenden Kräfte von Prostatakrebszellen vermindert wird.

## Selen

**Selen: Wirksamkeit bewiesen!**

Bereits in den späten 60er Jahren wurde erstmals ein Zusammenhang zwischen niedrigem Selen-Gehalt im Ackerboden und hoher Krebssterblichkeit festgestellt. Auch im Tierversuch zeigte sich eine antitumoröse Aktivität dieses Spurenelements, wobei aber sehr hohe Dosen verwendet wurden. Von 1983 an wurden 1.312 Patienten mit Hautkrebs in einer Doppel-Blind-Studie (weder

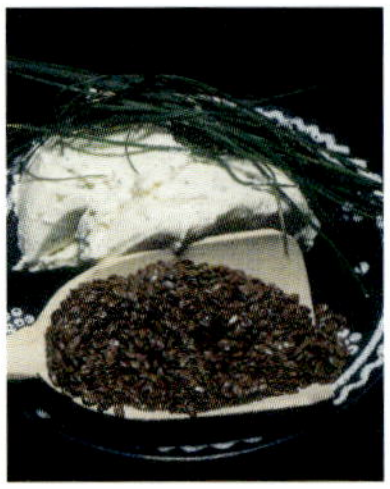

Patient noch Arzt wusste, wer Selen bekam und wer nicht) 4,5 Jahre lang entweder mit 200 µg Selen oder mit Placebo behandelt und weitere 6,4 Jahre beobachtet.

Die Auswertung im Jahre 1996 zeigte, dass in der Selengruppe deutlich weniger Prostatakrebsfälle (13 statt 35) aufgetreten waren. Darüber hinaus wurde die Krebssterblichkeit in der Selengruppe insgesamt um 50 % gesenkt.

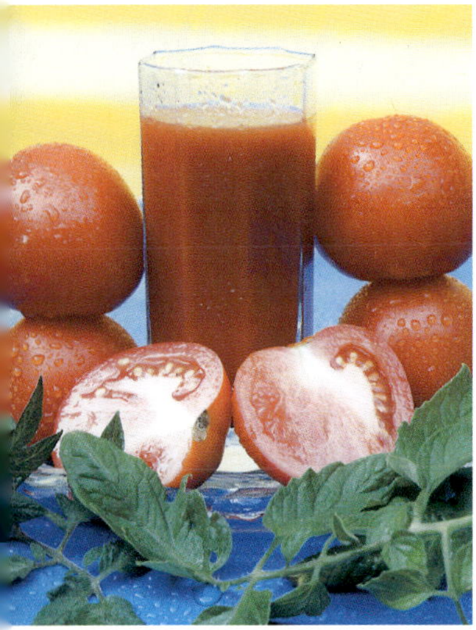

## Lycopin

Lycopin, der Hauptfarbstoff der Tomate und des Paprikas, gehört in die Gruppe der Carotinoide, zu der auch $\alpha$-Carotin und $\beta$-Carotin (die Farbstoffe von Karotte, Spinat, verschiedenen Gemüsen), Lutein (Spinat, Brokkoli, Kohl, Mangold) und $\beta$-Cryptoxanthin (Orangen) zählen. Studien lassen vermuten, dass seine stark antioxidative Wirkung das Auftreten von Prostatakrebs, aber auch Lungen- und Magenkrebs verringert. Derzeit gibt es keine verbindlichen Empfehlungen hinsichtlich der täglichen Menge. Man nimmt an, dass 6 Milligramm (mg) täglich vernünftig sind. Eine rohe Tomate enthält 3 mg, ein Glas Tomatensaft zwischen 15 und 30 mg. Die Aufnahme aus verarbeiteten Tomaten ist für den Körper leichter als beim Genuss roher Tomaten.

## Vitamin E

Vitamin E: Wirksamkeit nicht geklärt!

Der Wirkmechanismus von Vitamin E ist nicht völlig geklärt. Es wirkt antioxidativ und verhindert dadurch die DNA-Zerstörung durch Karzinogene. Darüber hinaus wirkt es auf Zellmembranen und Zellteilung (antiproliferativ = wachstumshemmend), stimuliert das Immunsystem und fördert den natürlichen Zelltod (Apoptose).

1998 wurde eine Studie veröffentlicht, die zeigte, dass Vitamin E die Entstehung von Prostatakrebs sowie die Sterblichkeit männlicher Raucher dramatisch senkt. Eine Menge von 50 mg Alpha-Tocopherol (entsprechend 50 IE Vitamin E, ungefähr die dreifache täglich empfohlene Menge als in der Nahrung enthalten) täglich über 5 bis 8 Jahre verringerte die Prostatakrebsrate um ein Drittel und senkte die Sterblichkeit um 41 %.

Nicht wahllos Vitamine einnehmen!

Diese dreiarmige Studie, in der neben Vitamin E auch β-Carotin und Placebo verwendet wurden, zeigt aber auch die potenziellen Gefahren einer unkontrollierten Supplementierung auf. Männer, die β-Carotin nahmen und Alkohol tranken, hatten höhere Raten an Lungenkrebs und Prostatakrebs zu erkranken, als jene, die nur Placebos einnahmen.

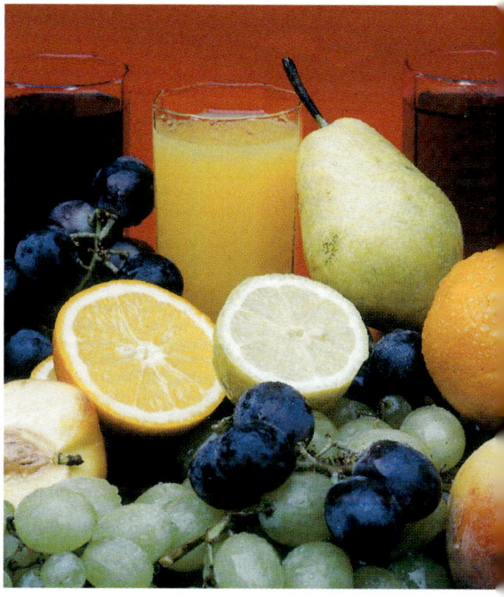

## Vitamin C (Ascorbinsäure)

Die meisten Studien haben gezeigt, dass Vitamin-C-reiche Diäten generell das Krebsrisiko senken. Das dürfte an seiner Fähigkeit liegen die Bildung krebserregender Nitrosamine zu verhindern. Reich an Vitamin C sind Obst, Zitrusfrüchte, Beeren, Tomaten, Paprika, Blattgemüse und Kohlgewächse.

## Vitamin D

Eine schützende Wirkung vor Prostatakrebs scheint auch von Vitamin D3 auszugehen, welches in der Haut unter Einfluss von ultraviolettem Licht gebildet wird. Dazu passt auch die Beobachtung, dass die Häufigkeit von Prostatakrebs abnimmt, je weiter man nach Süden kommt bzw. je höher die UV-Licht-Einstrahlung wird. Aber Vorsicht: Zu viel UV-Licht verursacht Hautkrebs!

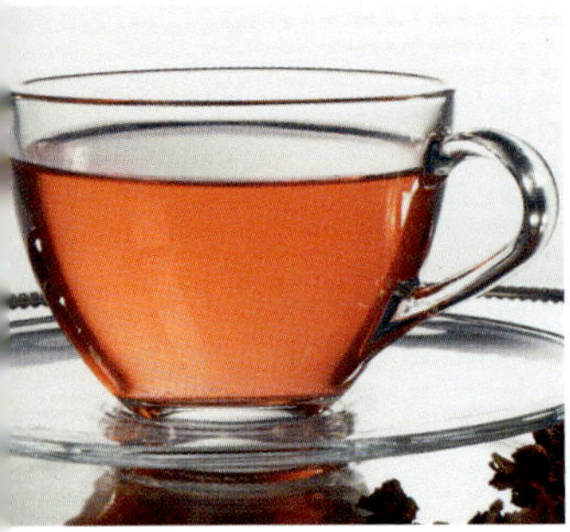

## Grüner Tee

In den Blättern des grünen Tees finden sich vier verschiedene Catechine, von denen das Epigallocatechin-Gallat (EGCG) das interessanteste für Prostatakarzinom-Patienten ist. Es wirkt antioxidativ und bindet krebserregende freie Radikale. Die Rate an Autopsie-Krebsen ist in China und Japan praktisch gleich wie in anderen europäischen Ländern oder den USA.

Wesentlich niedriger aber ist die Rate an klinisch manifesten oder metastasierten Karzinomen. Man nimmt daher an, dass dies zumindest teilweise auf die Wirkung des grünen Tees zurückzuführen ist, der ein Übergehen von ruhenden Krebsformen in metastatische Formen möglicherweise verhindern kann.

## Flavonoide

Während die Carotinoide die fettlöslichen Pflanzenpigmente darstellen, sind die große Gruppe der ebenfalls antioxidativ wirkenden Flavonoide (früher Vitamin P genannt) die wasserlöslichen Farbstoffe von Gemüse, Obst – besonders Trauben – Getreide, Keimlingen, Blättern und Rinden.

Wichtiger Vertreter ist die Zwiebel-Familie (Knoblauch, Zwiebel, Schalotte und Lauch), die neben Flavonoiden auch Selen und Vitamin C enthält. Kreuzblütler wie Kohl, Rosenkohl oder Brokkoli enthalten neben Flavonoiden und Vitamin C auch Indole, die der Zelle helfen chemische karzinogene Substanzen zu entgiften.

## Isoflavonoide

Sojareiche Kost: empfehlenswert!

Isoflavonoide, deren hauptsächliche Vertreter Genistein und Daidzein besonders reich in Soja vorkommen, bilden wesentliche Bestandteile der asiatischen Ernährung. Sie besitzen schwache östrogene Aktivität und behindern das Wachstum einer Reihe von Krebszellen. Die meisten epidemiologischen Studien zeigen ein reduziertes Krebsrisiko im Falle einer sojareichen Diät. Dazu passend wurde beobachtet, dass die Spiegel von Genistein und Daidzein im Blut und im Prostatasekret von Asiaten wesentlich höher als bei Europäern sind. Genistein wurde bereits vor mehr als 60 Jahren aus Soja isoliert. 100 Gramm fettfreies Soja können bis zu 300 mg Genistein enthalten. Während das Vorkommen von Isoflavonoiden bislang nur bei Hülsenfrüchten vermutet wurde, konnten sie kürzlich auch aus Bier und amerikanischem Whiskey isoliert werden.

## Lignane

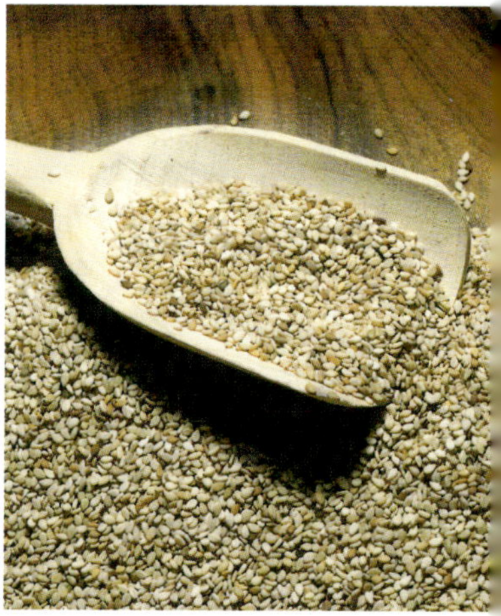

Lignane, eine andere Gruppe von Phytoöstrogenen, kommen besonders reichlich in Getreide vor. Hauptquelle sind Leinsamen und Sesam. Unter Einfluss der Darmflora entstehen Enterolacton und Enterodiol, die eine schwach östrogene Aktivität besitzen. Es konnte gezeigt werden, dass bei getreidereicher Ernährung die Sterblichkeit an Prostatakrebs geringer ist.

Es gilt heute als unbestritten, dass eine fernöstliche Diät deutliche Vorteile hinsichtlich Krebsentstehung und Krebsverlauf gegenüber einer westlichen Diät bietet. Auch Herz-Kreislauf-Erkrankungen werden positiv beeinflusst. Dennoch müssen viele der beobachteten Sachverhalte erst überprüft werden, bevor daraus allgemein gültige Empfehlungen abgeleitet werden können. Eine durchschnittliche asiatische Kost enthält täglich etwa 15 g an so genannten Phytoöstrogenen. Diese Menge verteilt sich aber auf etwa 4.000 verschiedene Einzelsubstanzen. Dadurch wird auch verständlich, dass Supplementierungen mit Einzelsubstanzen möglicherweise nicht den gewünschten Effekt bringen, sondern einer reichhaltigen und abwechslungsreichen Ernährung der Vorzug zu geben ist.

**Getreide und fernöstliche Kost haben Vorteile hinsichtlich der Krebs-Entstehung.**

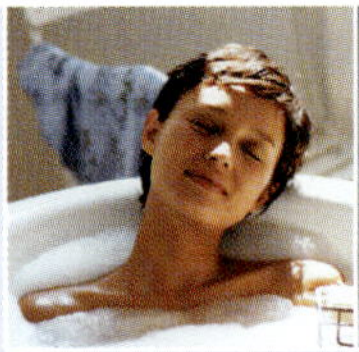
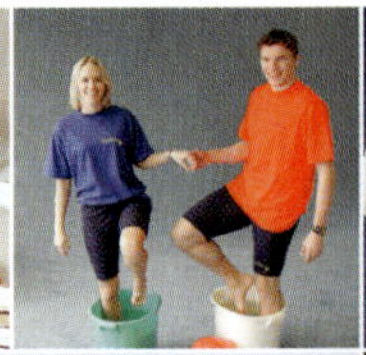
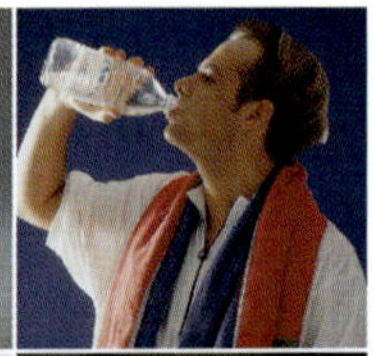
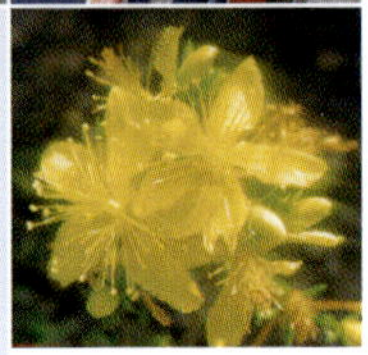
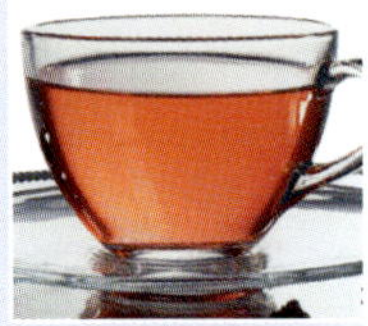